La DHEA

Docteur Christophe de Jaeger

La DHEA

Mythes et réalités

Albin Michel

22, rue Huyghens, 75014 Paris

www.albin-michel.fr

ISBN 2-226-12674-0

À ma famille.

Introduction

La DHEA est certainement l'une des hormones les plus médiatisées de notre début de siècle. Elle est devenue célèbre en un temps record. Les médias du monde entier, et très récemment de France, ont fait leurs couvertures sur cette molécule porteuse du mythe de la jouvence : santé et jeunesse éternelles. Cela explique largement son succès. Mais avec cette notoriété explosive dans le grand public s'est aussi développée une grande confusion sur ce qu'elle est réellement, sur ses possibilités et ses dangers. Son succès s'accompagne de multiples informations partielles ou fausses engendrant des comportements fréquemment aberrants et parfois dangereux à terme. Car si la DHEA est médicalement tout à fait captivante, elle est aussi et surtout un produit actif, ayant d'importantes conséquences biologiques. D'ailleurs, comment pourrait-elle être efficace et modifier la vie quotidienne de nombreuses personnes si elle n'était pas biologiquement active ?

Et le vrai problème de la DHEA est là. De nombreuses personnes, y compris certains médecins, insistent sur son innocuité. Certains vont même jusqu'à la confondre avec un supplément alimentaire, ce qu'elle n'est évidemment pas. Tous les écrits, toutes les interventions qui tendent à minimiser ses impacts ou à conseiller sa prise de façon quasi systématique sont dangereux.

Les réactions du grand public envers la DHEA, comme celles de nombreux médecins ou scientifiques, deviennent déraisonnables. Ces réactions existent et se multiplient car la DHEA concerne un processus qui jusqu'à présent échappait à toute intervention médicale : le vieillissement humain. Elle touche à l'inéluctable et à la certitude de mort. Elle joue sur des mécanismes inconscients puissants. Certains parlent même d'augmenter la longévité humaine et de faire que notre destin échappe à ce qu'il est depuis des millénaires. Pour beaucoup d'autres, c'est une hérésie. Le refus de voir un dogme battu en brèche les conduit à refuser toute intervention ou possibilité d'intervention sur le vieillissement. La prudence des uns (qui en privé admettent pourtant en prendre) et l'enthousiasme des autres relèvent des mêmes phénomènes.

Dans la communauté scientifique les avis sont aussi actuellement très partagés. Les uns sont d'ardents défenseurs d'une supplémentation en DHEA. Les autres, tout en reconnaissant les intérêts des résultats expérimentaux, tant chez l'homme que chez l'animal, préfèrent attendre les résultats des études à long terme : faut-il donc surseoir à sa commercialisation durant une trentaine d'années ? Certains diront même que trente ans, une génération, est insuffisant. Une des raisons qui les incitent à la prudence est la lecture de la littérature internationale à son sujet : les très nombreux articles scientifiques sont contradictoires dans leurs résultats, au moins en apparence, et il faut déjà une excellente connaissance de la DHEA pour pouvoir les interpréter convenablement. Hélas, les professionnels connaissant la DHEA dans sa globalité sont très rares en France.

De telles controverses dans le domaine de la santé sont fréquentes. Mais la médiatisation de la DHEA et sa facilité d'obtention (États-Unis, Internet, vente par correspondance, pharmacies...) ont augmenté considérablement sa consommation en France. D'une molécule utilisée depuis de nombreuses années par un cercle restreint de Français se fournissant principalement aux États-Unis, elle est devenue un produit de consommation presque banal répondant à la mode actuelle du « rester jeune » ou du « pas vieillir ». On peut estimer à plus de 150 000 le nombre de personnes consommant régulièrement de la DHEA en France, et sans aucun contrôle. Ce chiffre augmente tous les jours. Cela en fait un véritable problème de santé publique car, à terme, elle pourrait entraîner des effets indésirables chez ses consommateurs « sauvages ».

La DHEA, il est vrai, est une hormone intermédiaire. Elle n'a donc qu'un impact direct limité sur l'organisme, hormis le tissu cérébral sur lequel il semble qu'elle agisse directement. En revanche, une fois introduite dans l'organisme, elle est transformée en plusieurs hormones qui, elles, sont très actives. Prendre de la DHEA signifie donc modifier profondément son équilibre hormonal et cela n'est pas concevable sans surveillance médicale. Peut-on imaginer une femme ménopausée de 50 ans allant acheter un traitement hormonal substitutif n'importe où (Internet, parapharmacies...) et choisissant le produit et la dose en fonction de telle ou telle lecture (magazines, TV) ou de tel conseil d'amie ? C'est pourtant exactement la situation aujourd'hui pour la DHEA. En elle-même, elle n'est pas dangereuse : c'est l'usage qui en est fait qui peut être préjudiciable.

On peut rapprocher les actuels débats autour de la DHEA de ceux suscités il y a vingt ans par le traitement hormonal substitutif (THS) de la ménopause. L'un et l'autre ont soulevé et soulèvent des passions et des prises de position parfois violentes (pour ou contre) et ignorant totalement le plus simple bon sens. Que reprochait-on en effet au THS ? Le risque de cancer mais aussi le fait d'aller contre la nature (la ménopause étant un phénomène naturel). Mais la maladie et la mort sont aussi des phénomènes naturels. Notre culture, heureusement, nous amène à lutter contre la maladie et la perte d'autonomie. Lutter contre la maladie (qui mène à la perte d'autonomie) et contre le vieillissement (qui favorise la maladie) devrait être une priorité non seulement au plan individuel, mais aussi à l'échelle de la nation.

Il existe cependant une grande différence entre le THS et la DHEA (ainsi que les autres hormones impliquées dans le processus du vieillissement). L'un est brevetable et pas l'autre. En effet, la DHEA est un produit naturel, donc non brevetable. Cela signifie que personne ne peut commercialement protéger cette molécule. Cela signifie que l'industrie pharmaceutique ne peut pas, pour des raisons économiques, s'y intéresser.

Cela explique aussi que les législations française et européenne soient totalement inadaptées à ce type de produit. En effet, il n'y a rien de commun entre une substance naturelle ou endogène (produite et utilisée naturellement par le corps humain, telle la DHEA) et une substance chimique ou exogène destinée à traiter une maladie (antidépresseurs, antihypertenseurs, anticholestérolémiant...). Dans un cas nous avons une substance connue du corps puisque produite par lui ; dans l'autre, nous avons une substance de synthèse inconnue de lui. S'il est tout à fait normal d'appliquer avec la plus grande rigueur aux molécules exogènes des règles destinées à protéger le patient (autorisation de mise sur le marché ou AMM), on peut voir dans le fait que la DHEA est produite par nos surrénales une des meilleures preuves de son innocuité si les règles élémentaires de précaution sont respectées. D'autres molécules (mélatonine, hormone de croissance) sont dans le même cas. Paradoxalement, elles souffrent de cette législation inadaptée à laquelle un chapitre sera consacré.

Mais en premier lieu, il ne faut pas oublier la réalité qui se cache derrière l'engouement pour la DHEA : la volonté, pour de plus en plus de femmes et d'hommes, de bien vieillir. Il ne s'agit pas pour la plupart d'entre eux d'une lutte ou d'un combat contre un processus physiologique, mais plutôt de l'accompagnement d'un processus aujourd'hui encore inéluctable.

L'accroissement de la longévité au cours de ce siècle est sans aucun doute un des fondements du succès actuel et futur de la DHEA. Nous avons gagné plus de vingt-cinq ans d'espérance de vie à la naissance dans les pays industrialisés depuis le début du siècle dernier. Avant cette date, il avait fallu cinq mille ans à l'humanité pour connaître une augmentation comparable de la durée de vie. Une des explications est la baisse de la mortalité néonatale et infantile, ainsi que de la mortalité maternelle. Mais la principale explication réside dans la diminution de la mortalité des accidents cardio-vasculaires, des accidents vasculaires cérébraux et des cancers.

Cette situation a eu pour conséquence une augmentation rapide du nombre de gens âgés dans notre population. Aux États-Unis, le pourcentage de personnes âgées de plus de 65 ans est passé de 4 % en 1900, à 7 % en 1940, à 11 % en 1980, à 13 % en 1990. En Europe, et en France en particulier, le phénomène est encore plus marqué. Cette nouvelle population a des exigences légitimes de qualité pour son vieillissement. Beaucoup expriment clairement qu'ils ne veulent plus « vieillir bêtement, comme leurs parents ». Cette population est particulièrement sensible à la prévention et à la correction des carences nutritionnelles et hormonales. Certains ne font pas que souhaiter une correction, mais parfois l'exigent, mettant ainsi certains médecins insuffisamment informés dans des situations difficiles.

Ce phénomène nouveau dans l'histoire de l'humanité constitue un défi collectif biologique, médical et humain à relever. La lutte contre le vieillissement est l'une des plus vastes aventures du siècle qui s'ouvre. Nous bénéficions maintenant des outils nécessaires à la compréhension de ce phénomène. La connaissance du vieillissement en biologie et en médecine s'est accélérée ces dernières années. On admettait jusqu'alors qu'un être humain commence à être vieux vers 60-65 ans. La réalité est bien plus complexe. Le vieillissement humain commence bien plus tôt et évolue différemment en fonction des individus et de leur passé physiopathologique : ainsi, l'hétérogénéité physiologique est l'une des caractéristiques les plus constantes de la population âgée rendant indispensable l'abord du vieillissement dès 50 ans sous des angles multiples.

Avec l'accroissement de ces connaissances, diverses possibilités d'intervention sont à notre portée. Parmi les interventions susceptibles d'améliorer notre qualité de la vie et notre longévité, certaines sont déjà en usage, d'autres sont accessibles et, enfin, certaines sont du domaine d'un proche avenir.

Malheureusement, la plupart des scientifiques ou médecins qui aujourd'hui travaillent sur le vieillissement animal ou humain ne croient pas en la possibilité de prolonger notre longévité d'espèce (environ cent vingt ans), bien que de nombreuses études réalisées chez l'animal montrent que cette fameuse limite peut être dépassée, parfois largement (de 50 à 100 %, et parfois plus dans certaines études). D'autre part, très peu de médecins en Europe et aux États-Unis sont aujourd'hui qualifiés pour exercer une « médecine du vieillissement ».

Car prendre en charge le vieillissement d'une personne dépasse très largement le cadre de la DHEA : ce n'est qu'une des hormones qui baissent au cours du vieillissement d'un individu. Il faut donc commencer par des stratégies de dépistage et de prévention des maladies dégénératives communes après 50 ans, mais dont l'évolution reste latente et qui font le lit du vieillissement pathologique. Cette prise en charge doit également comporter des modifications des comportements alimentaires et physiques.

C'est seulement dans ce cadre que peut s'inscrire la prise de DHEA, après un bilan hormonal soigneux.

Elle doit être aussi pensée (bien sûr) dans un cadre plus général car la révolution biologique et médicale qui sera prochainement responsable de l'augmentation de la longévité humaine va être à l'origine de bouleversements sociaux, économiques, politiques, et culturels considérables. À titre d'exemple, pensez en effet aux profondes modifications de l'organisation du travail et de la retraite qui deviendront inéluctables. Mais il s'agit là d'un autre débat.

Le vieillissement

Les concentrations de DHEA dans le sang, nous le verrons, diminuent régulièrement avec l'avancée en âge. DHEA et processus du vieillissement sont donc intimement liés. Pour bien comprendre l'impact de la DHEA sur l'organisme, il convient donc d'aborder globalement ce processus : qu'est-ce que le vieillissement, pourquoi, comment vieillit-on et, aussi, comment peut-on évaluer le vieillissement ?

Qu'est-ce que le vieillissement ?

Le vieillissement est un phénomène insidieux. Il nous touche tous sans que nous y prenions garde. Nous en découvrons les conséquences souvent tardivement, lorsque notre corps ou notre esprit n'est plus capable de faire quelque chose que nous avions l'habitude de faire. Une autre manière de l'apprécier est tout simplement d'observer des photos prises il y a quelques années ou dizaines d'années. Le constat est souvent amer...

Le vieillissement — ou sénescence — peut se définir comme une diminution des réserves physiologiques des organes et des systèmes composant notre organisme (système cardio-vasculaire, système neuro-endocrinien...). Un organisme adulte en bonne santé possède des réserves fonctionnelles qui lui permettent de surmonter des situations difficiles (effort physique, stress, maladies). L'organisme après 25 ans voit ses réserves diminuer progressivement. Après un certain âge, 60, 70 ou 80 ans, en fonction de l'importance des réserves accumulées, un organisme vieillissant n'a plus de réserves à sa disposition. Il ne peut donc plus faire face à certaines situations physiologiques (effort, adaptation climatique) ou pathologiques (stress, maladies, accidents). À cette réduction physiologique viennent s'ajouter les séquelles des maladies ou accidents qui ont pu émailler la vie de la personne (maladies cardio-vasculaires, pneumologiques ou neurologiques). Cette réduction progressive conduit tout organisme vivant, après un laps de temps variable, à la mort.

Il existe cependant dans le vieillissement des individus des différences qui peuvent être considérables. N'avons-nous pas un jour ou l'autre été étonnés en apprenant l'âge d'une personne que nous imaginions plus jeune ou, au contraire, beaucoup plus âgée ? La capacité à vieillir n'est pas identique d'un individu à l'autre et il s'agit sans doute là d'une des plus grandes inégalités qui existent sur notre planète. Inégalité fondamentale car biologique, sur laquelle aucun gouvernement ne pourra jamais légiférer. L'âge chronologique n'est, en effet, que le reflet incertain de l'âge physiologique. Le vieillissement des différents systèmes biologiques n'est pas homogène. L'involution de certains systèmes débute bien avant d'autres et parfois dès la naissance. Elle se fait aussi à des vitesses parfois très différentes. Enfin, ils n'atteignent pas le même degré de dégénérescence. Les causes de ce vieillissement différentiel sont nombreuses mais on peut cependant les regrouper en plusieurs grandes catégories.

Pourquoi vieillit-on ?

■ Les causes génétiques

Nos gènes conditionnent notre vie et notre vieillissement. La meilleure preuve que l'on puisse trouver de l'importance de nos chromosomes est l'observation des jumeaux. Il existe un parallélisme étroit entre le vieillissement des jumeaux monozygotes (issus du même œuf et donc possédant le même patrimoine génétique), alors que les jumeaux dizygotes (patrimoine génétique différent) et les frères et sœurs vieillissent de façon très dissemblable.

■ L'usage d'une fonction ou d'une aptitude

Le vieillissement se caractérise par la diminution de nos capacités de réserve. Or, nous pouvons intervenir directement sur nos réserves fonctionnelles et les développer. Un exemple : le vieillissement de la force musculaire sera d'autant plus rapide que l'activité physique des sujets aura été plus restreinte pendant leur enfance ou leur vie professionnelle. Au contraire, meilleur aura été leur entraînement pendant les vingt premières années de la vie, plus élevées seront leurs performances pendant les décennies suivantes. Même chez l'adulte, l'absence d'activités physiques, pour peu qu'elle soit prolongée, accentue le vieillissement de l'appareil locomoteur. Le même raisonnement peut s'appliquer à notre mémoire et plus généralement à nos capacités neuropsychologiques.

■ Les facteurs de vieillissement prématuré

De nombreux facteurs sont susceptibles d'entraîner un vieillissement prématuré de notre organisme. Les plus étudiés jusqu'ici ont été les facteurs alimentaires. Le vieillissement du système cardio-vasculaire sera nettement accéléré chez les personnes suralimentées (régime trop riche en lipides et en glucides). Le vieillissement de l'ensemble de l'organisme peut également être accéléré par un apport insuffisant en protéines. Après 70 ans, une telle carence aura un effet extrêmement péjoratif en accélérant la fonte de la masse maigre, l'ostéoporose, les déficits immunitaires...

Parmi les autres circonstances aggravantes de la sénescence, citons les toxicomanies de masse (alcool, tabac), et toutes les situations anxiogènes de la vie quotidienne.

■ Les maladies intercurrentes

On oublie trop souvent que les maladies, et en particulier les maladies chroniques (athéromatose, diabète...), mais aussi toutes les maladies graves et/ou traumatismes physiques ou affectifs sérieux peuvent entraîner une accélération du vieillissement. Ces traumatismes auront d'autant plus d'impact sur notre vieillissement qu'ils surviennent sur un organisme dont les réserves sont faibles (après 60 ans). C'est le « coup de vieux » bien connu des médecins et des familles. Ce phénomène est particulièrement grave quand il s'accompagne d'un désintérêt pour la vie et d'une capitulation psychologique totale de l'individu.

Le vieillissement normal ou sénescence ou vieillissement primaire est un phénomène universel. Il touche tous les individus. Il conduit inéluctablement au décès. On pourrait donc en conclure que la mort est la conséquence directe du vieillissement. Or, il n'en est rien. Les résultats de nombreuses études nécropsiques (étude des causes des décès) montrent que peu d'individus décèdent du fait de la sénescence. Ces études nous montrent que les décès sont le plus fréquemment dus à des maladies, parfois multiples et parfois même méconnues. Ce sont donc les maladies, et non le vieillissement lui-même, qui limitent encore trop souvent notre espérance de vie et compromettent notre autonomie.

Comment vieillit-on ?

L'unité élémentaire de tout organisme est la cellule. Le mérite d'avoir montré que l'on pouvait cultiver des cellules hors de l'organisme vivant revient à Alexis Carrel au début du siècle dernier. Mais c'est à Leonard Hayflick et Paul Moorhead dans les années 1960 que nous devons les principales informations sur le vieillissement cellulaire. Ils ont démontré que des cellules issues d'un embryon humain avaient la capacité de se diviser un nombre déterminé de fois. Ce nombre dépendant du type précis de cellules et de l'espèce sur laquelle la cellule a été prélevée.

L'organisme se compose de cellules très différentes en fonctions des organes (cellules sanguines primitives, cellules endothéliales, hépatocytes, neurones, érythrocytes, cellules musculaires, ...). Nous naissons avec un certain nombre de cellules, dont certaines vont disparaître progressivement tout au long de notre existence sans être remplacées, alors que d'autres le seront. Les cellules survivantes vont accumuler des signes de sénescence (dépôts de lipofuscine). Parallèlement, la capacité de régénération des cellules va décroître au cours du vieillissement (altération du cycle cellulaire). Les altérations moléculaires touchent principalement les métabolismes protidiques et lipidiques. L'une des conséquences est la modification de la perméabilité membranaire de la cellule. Les mécanismes oxydatifs (radicaux libres) contribuent à l'altération du fonctionnement cellulaire.

Ces modifications cellulaires entraînent une modification des organes. Certaines sont visibles (peau), d'autres non. On connaît depuis longtemps les variations de la composition du corps humain en fonction de l'âge. Un corps jeune est composé d'environ 66 % d'eau. Cette proportion diminue en vieillissant pour passer à un peu plus de 50 %. L'involution commence dès la fin de la croissance. Elle touche principalement la masse maigre de l'organisme et traduit la diminution de la masse musculaire, de la masse calcique osseuse et la dégénérescence de la plupart des organes. Parallèlement, la masse grasse augmente. Elle augmente d'ailleurs plus vite que ne diminue la masse maigre. Ce phénomène se traduit par une augmentation de poids habituellement jusqu'à 50 ans chez les hommes et 60-65 ans chez les femmes et par des modifications morphologiques. La taille diminue à partir de la cinquantaine, d'environ 3 cm pour les hommes et de 4 à 5 cm pour les femmes. Cette réduction est due entre autres à un amincissement des disques intervertébraux et à une augmentation des courbures physiologiques dorsales et lombaires (cyphose et lordose), phénomène qui peut être accentué par des tassements vertébraux (ostéoporose). L'épaisseur de l'abdomen, de la cage thoracique, la largeur du nez et la longueur du pavillon de l'oreille augmentent linéairement avec l'âge. L'élasticité de la peau diminue, moins vite chez l'homme que chez la femme. Le grisonnement des cheveux est lié à une activité enzymatique plus réduite de la synthèse de mélanine. La raréfaction des poils survient également chez les hommes et les femmes et la chute des cheveux est habituellement liée à une insuffisance sécrétoire de testostérone.

Le tissu conjonctif est omniprésent dans l'organisme humain. Il se compose de cellules (fibroblastes), de fibres (collagène, élastine, réticuline) et d'une substance fondamentale (eau, protéoglycanes, glycoprotéines). Les propriétés fonctionnelles du tissu conjonctif sont essentielles pour l'organisme : rôle de structuration, rôle d'échanges métaboliques et d'informations. Le vieillissement de la matrice extracellulaire (fibres et substance fondamentale) va se traduire par une altération des molécules (collagène, élastine, protéoglycanes, glycoprotéines). Le collagène, qui est la principale composante fibrillaire des tissus et qui constitue 25 à 30 % du contenu protéique de l'organisme, augmente quantitativement et se détériore qualitativement. La synthèse de l'élastine diminue avec l'âge, alors que les concentrations d'élastases (enzymes dégradant l'élastine) augmentent, aboutissant à une altération quantitative et qualitative des fibres élastiques. L'ensemble de ces phénomènes est variable en fonction de l'organe considéré. Le diabète offre un modèle exemplaire du vieillissement car il provoque un vieillissement prématuré du tissu conjonctif.

Le système nerveux est essentiel car il préside à la fois à nos fonctions supérieures les plus nobles, mais aussi à la locomotion, tout aussi indispensable à notre autonomie. On considère qu'il est constitué de cellules (neurones) n'ayant pas la faculté de se diviser. La perte quotidienne avoisine environ 100 000 neurones dès 20 ans. On estime que de 20 à 85 ans, le cerveau perd environ 8 % de sa masse et 10 à 15 % de son volume. Ces données sont confirmées par la tomodensitométrie cérébrale (scanner) qui montre une atrophie cérébrale et une dilatation des ventricules. Le débit sanguin cérébral diminue de 100 à environ 50 millilitres par 100 grammes de tissu et par minute au-delà de 80 ans. La consommation d'oxygène du cerveau ne varie pas, mais en revanche l'extraction du glucose sanguin est diminuée. Les neurotransmetteurs sont également affectés par le vieillissement. Les catécholamines, l'acétylcholine et la sérotonine sont diminuées. Enfin, la démyélinisation des fibres nerveuses est responsable du ralentissement de conduction de l'influx nerveux.

Le système locomoteur est également touché. La masse musculaire diminue avec l'âge, traduisant une réduction du nombre et de la masse des fibres composant le muscle. Parallèlement, les fibres restantes vont s'hypertrophier. La taille de la jonction neuromusculaire (zone de contact entre nerfs et muscles permettant le passage de l'information) se réduit avec pour conséquence une diminution des performances. En revanche, l'endurance musculaire (en dehors de tout exercice violent ou sollicitant le système cardio-respiratoire de façon intense) est globalement conservée. La capacité d'étirement est plus réduite, entraînant une réduction de l'amplitude des mouvements. La prolongation du temps de contraction, de la période de latence et de la période réfractaire affecte la coordination musculaire générale.

Le vieillissement du système cardio-vasculaire est caractérisé par une perte de l'élasticité et de la contractilité cardiaque. Au niveau cellulaire, l'accumulation de lipofuscine est constante. Le nombre des mitochondries se réduit. Le débit cardiaque diminue de 30 à 40 %. Le rythme cardiaque varie peu. La tolérance à l'effort est diminuée. Le système de conduction voit son nombre de cellules décroître et est infiltré par des tissus fibreux aboutissant à des troubles décelables à l'électrocardiogramme. Les anneaux valvulaires se calcifient et peuvent être à l'origine de souffles non pathogènes.

La surface pulmonaire décroît régulièrement d'environ 0,25 m^2 par an. Sa surface initiale est d'environ 70 à 80 m^2. Le rapport collagène/élastine décroît de 4 à 2. Il existe une augmentation de la distensibilité pulmonaire secondaire à la réduction de la capacité élastique du parenchyme pulmonaire. Il existe aussi une réduction de la compliance thoracique du fait de l'amincissement des espaces intervertébraux, de l'accentuation de la cyphose dorsale, de la faiblesse des muscles respiratoires et de la calcification des cartilages costaux. En revanche, la capacité pulmonaire totale reste inchangée. Le volume résiduel (volume pulmonaire après une expiration forcée) augmente, entraînant une chute de la capacité vitale (le volume pulmonaire total est égal au volume résiduel additionné de la capacité vitale). Les débits respiratoires chutent en fonction de l'âge.

L'involution cellulaire et tissulaire du système gastro-intestinal conduit à une réduction des sécrétions salivaires, gastriques et pancréatiques. Cette réduction est aggravée par une diminution de la surface des villosités intestinales. L'absorption du calcium et du fer est diminuée dès la cinquantaine. L'altération de la trame conjonctive du tube digestif entraîne sa dilatation et sa fragilité muqueuse. Cette distension plus aisée favorise la constipation. La dégénérescence du système nerveux autonome entérique va altérer la régularité et la puissance des contractions péristaltiques permettant au bol alimentaire puis aux matières fécales de progresser régulièrement, accentuant ainsi les troubles de la digestion. Les dysfonctionnements ano-rectaux sont fréquents du fait de l'augmentation des seuils de perception des stimuli de la défécation (altération du système neuronal).

La fonction immunitaire relève d'une coopération complexe entre plusieurs types cellulaires (lymphocytes). Cette coopération est sous l'influence de nombreux facteurs qui vont être altérés au cours du vieillissement et être responsables d'une relative immunodéficience. Les trois principales classes de cellules immunitaires sont les macrophages, les lymphocytes T et les lymphocytes B. Il existe de nombreuses sous-populations de lymphocytes T : les lymphocytes « tueurs » sont cytotoxiques et détruisent par contact les cellules devenues étrangères (par infection ou transformation) ; c'est l'immunité cellulaire. Les lymphocytes auxiliaires et les lymphocytes suppresseurs régulent leur propre activité et celle des autres lymphocytes T, et vont intervenir dans l'activation des lymphocytes B. Les lymphocytes B sont sous le contrôle des macrophages, des lymphocytes T et des produits de leurs sécrétions (les anticorps) : c'est l'immunité humorale.

Toutes ces cellules communiquent entre elles et avec les organes lymphoïdes du corps. L'information qui provient de signaux d'origine membranaire ou sécrétoire est détectée par des récepteurs membranaires et va, par l'intermédiaire des seconds messagers intracellulaires, jusqu'aux gènes de structure ou aux gènes régulateurs contenus dans le noyau de la cellule.

En général, l'activité immunitaire est très intense dès la naissance et jusqu'à la maturité sexuelle. Après ce stade, certaines capacités immunitaires déclinent linéairement jusqu'à environ 85 ans. Cependant chaque type de réponse immunitaire vieillit différemment. L'atrophie de la masse lymphatique corticale du thymus commence après la maturité sexuelle et peut atteindre 85 à 90 % de la masse originale. Le thymus sénescent libère moins de thymosine et un plus grand nombre de lymphocytes T immatures. Si les quantités de lymphocytes T ou B varient peu avec l'âge, en revanche les sous-populations de lymphocytes T fluctuent (augmentation de leur activité suppressive). Les études de prolifération in vitro montrent une réduction de 20 à 50 % de leur capacité à se diviser après exposition à un antigène. Les lymphocytes B sont moins altérés par le vieillissement. La quantité totale d'immunoglobulines a tendance à augmenter avec l'âge. Cependant, les interactions entre les lymphocytes B et certains antigènes ne stimulent que peu la synthèse d'immunoglobulines. Les macrophages semblent moins efficaces. De plus, une hyporéactivité marquée aux faibles antigènes contribue à réduire la surveillance immunitaire.

Le vieillissement immunitaire est aussi marqué par une diminution de la tolérance au soi, ce qui fait apparaître des autoanticorps (anticorps dirigés contre les cellules ou protéines de l'organisme). Ils sont à l'origine des maladies dites auto-immunes. Les personnes ayant des autoanticorps sont considérablement plus sujettes aux cancers et aux maladies cardio-vasculaires que celles qui en restent dépourvues. L'organisme âgé devient donc plus sensible aux agressions microbiennes et aux agents intrinsèques (cancers) ou extrinsèques normalement détruits par les lymphocytes.

L'œil commence à perdre sa capacité d'accommodation vers l'âge de 20 ans pour arriver à une perte complète de celle-ci vers 55 ans (presbytie). Le vieillissement va toucher le cristallin et progressivement l'opacifier (cataracte). La dégénérescence maculaire et le glaucome sont les autres maladies ophtalmologiques fréquentes chez la personne vieillissante. L'oreille va également être atteinte et connaître principalement une perte progressive d'audition (presbyacousie).

Un tel catalogue (bien incomplet) ne doit pas faire renoncer à une prise en charge du vieillissement. Bien au contraire. Mieux vieillir, à défaut de bien vieillir, devrait être pour chacun d'entre nous une priorité.

Les théories du vieillissement

Différentes théories ont tenté d'expliquer les mécanismes pouvant être à l'origine de toutes les dégradations liées au vieillissement. Elles sont utiles car elles permettent, bien qu'incomplètes, partielles ou critiquables, de mieux comprendre les mécanismes intimes du processus que nous essayons de combattre. Voici les plus significatives.

■ La théorie des erreurs catastrophiques

Le vieillissement serait dû à l'accumulation d'« erreurs catastrophiques » survenant de façon aléatoire au cours des phénomènes de transcription de l'information génétique et aboutissant à l'accumulation dans la cellule de protéines ou d'enzymes anormales. Celles-ci finissant par bloquer le métabolisme cellulaire et engendrer la mort cellulaire. Ces erreurs toucheraient le potentiel génétique (mutation) et la synthèse protéique. Les conséquences en cascade pour l'organisme sont délétères, conduisant à une désorganisation de tout le système.

■ La théorie des mutations somatiques

Toute cellule de l'organisme peut subir des mutations spontanées ou provoquées (environnement) qui altéreraient son fonctionnement, puis celui de l'organe et enfin celui de l'organisme entier. Ces mutations apparaissent de façon totalement aléatoire dans le génome. Plus le temps s'écoule et plus les mutations se multiplient.

■ La théorie des radicaux libres

Cette théorie connaît actuellement un regain d'intérêt. Les radicaux libres sont issus du métabolisme normal de la cellule. Ce sont des molécules extrêmement réactives qui détruisent les molécules proches en les oxydant. Ils peuvent contribuer au vieillissement à plusieurs niveaux. Ils peuvent se lier aux macromolécules du tissu conjonctif et faire obstacle à la diffusion de substances nutritives vers les cellules périphériques et donc diminuer la vitalité des tissus avec l'âge. Leur liaison avec l'ADN (acide désoxyribonucléique) est rendue responsable de mutations génétiques pouvant détériorer certaines voies métaboliques et même être responsable de cancers. Les radicaux libres attaquent les lipides des membranes cellulaires provoquant, par exemple, une réduction de la perméabilité membranaire essentielle au bon fonctionnement de la cellule et de l'organisme. Enfin, les radicaux libres vont être à l'origine de l'accumulation cellulaire de débris lipoprotéiques appelés « pigments de vieillissement » ou lipofuscine.

Cette théorie ne peut expliquer à elle seule le processus du vieillissement. Mais tous les auteurs admettent aujourd'hui que les radicaux libres interviennent partout dans l'organisme. Ils n'initient pas le vieillissement, mais y contribuent et aggravent le processus.

■ Les théories génétiques

Le vieillissement serait contenu dans le programme génétique de chaque cellule et ferait donc partie d'un ensemble cohérent menant tout individu de la naissance à la mort. Parmi les arguments allant dans ce sens, se trouve la remarquable constance et spécificité de la durée de vie des espèces. Par exemple, la longévité maximale de la drosophile (mouche du vinaigre) est d'environ 1 mois, celle de la souris de 3 ans, et celle de l'homme d'environ 120 ans. Des chercheurs ont montré que la durée de vie des fibroblastes diploïdes humains était limitée à un certain nombre de générations (environ cinquante). Ils ont émis l'hypothèse que cette limite de prolifération était due à l'activation d'un mécanisme intracellulaire de vieillissement.

On a aussi noté une grande différence entre les capacités de division de cellules provenant de donneurs d'un même âge. Certains facteurs de contrôle du vieillissement sont apparents au niveau des populations, ainsi que le démontrent les statistiques résultant d'études longitudinales sur des cohortes de jumeaux monozygotes et hétérozygotes et sur l'incidence des maladies associées au vieillissement. Chez les humains, la différence moyenne de longévité entre de faux jumeaux est deux fois plus grande que celle de vrais jumeaux. Les ancêtres des centenaires ont des longévités significativement plus longues comparées à celles de séries d'ancêtres non sélectionnées pour une grande longévité.

Des modifications de certains gènes uniques peuvent aboutir à un vieillissement accéléré comme dans la progéria, le syndrome de Werner ou le syndrome de Down. La progéria est une maladie rare provoquant un vieillissement accéléré de l'individu. Les signes apparaissent dès les premières années de vie et sont caractérisés par un aspect de « vieux ». Le décès survient, habituellement avant 15 ans, de maladies cardiovasculaires. Il s'agit d'une maladie héréditaire à transmission autosomique dominante sporadique. Le syndrome de Werner (ou progéria de l'adulte) apparaît à l'adolescence comme un vieillissement accéléré aboutissant au décès, vers 40 ans, de maladies cardio-vasculaires. Il s'agit d'une maladie héréditaire autosomique récessive. Enfin, le syndrome de Down résulte habituellement d'une trisomie 21 et se caractérise par un vieillissement précoce. L'espérance de vie est généralement de 35 ans.

Il est possible d'identifier des changements similaires, au niveau moléculaire, dans le contrôle des processus de vieillissement à l'intérieur des cellules ou de l'organisme. Les changements fonctionnels de la cellule pourraient inclure la répression ou la dérépression de portions du génome à différents moments. Au cours de la morphogenèse, les gènes contrôlant la synthèse des composés de réactions biochimiques particulières sont exprimés à des moments précis du développement, prenant la relève de certains gènes devenus redondants.

La programmation du vieillissement au niveau du génome pourrait également être due à la répression ou à la dérépression de gènes qui atténuerait l'activité de certaines souches cellulaires et créerait de nouvelles voies métaboliques sénescentes. Plusieurs observations corroborent l'hypothèse de l'existence de gènes spécifiques du vieillissement de l'organisme qui deviendraient opérationnels avec l'âge.

On a aussi suggéré l'existence de gènes dont la fonction changerait avec l'âge, ce qui pourrait expliquer l'effet séquentiel de ces gènes au cours de la vie. La théorie du développement et du vieillissement par la restriction des codons est basée sur le fait que différents messages génétiques sont soumis, tout au long du développement, à une série de répressions-dérépressions, afin de mettre en circulation les protéines requises à certains moments précis du développement. Une répression définitive de certains codes génétiques pourrait entraîner la perte d'un métabolite qui serait indispensable au fonctionnement efficace de la cellule après la fin du développement et de la différenciation. Cette restriction d'accès au codon entraînant la substitution de certains éléments cellulaires fonctionnels et la perte de constituants protéiques essentiels causerait la mort de certaines cellules.

D'autres théories génétiques du vieillissement incluent le phénomène de la redondance des gènes. La perte progressive d'information redondante dans le génome entraîne finalement la perte des séquences uniques (non répétitives) d'ADN contenant une information essentielle au bon fonctionnement de l'organisme, pouvant précipiter les phénomènes du vieillissement.

Pour d'autres auteurs encore, le vieillissement est un phénomène distinct des autres événements biologiques. Il est en cela déterminé par une série de gènes spécifiques. Selon eux, tous les mammifères seraient constitués d'entités biologiques qualitativement égales, et les différences observées entre leurs longévités maximales potentielles seraient dues aux mécanismes par lesquels ces parties sont maintenues en ordre, protégées et réparées. Les processus de protection et de réparation représenteraient les fonctions des gènes déterminant la longévité, et leur degré d'expression serait réglé par un nombre limité de gènes. Ces processus engloberaient les réactions de détoxication, les enzymes de réparation de l'ADN, les antioxydants endogènes, et d'autres réactions spécifiques.

Il existe d'autre part des séquences nucléotidiques d'ADN répétées aux extrémités des chromosomes. À chaque division cellulaire se produisent des pertes de ces séquences terminales de sorte qu'à chaque division cellulaire la longueur du chromosome diminue jusqu'à ce que la division s'arrête. Cette découverte récente est d'autant plus importante que l'on a mis en évidence chez les cellules immortelles des enzymes susceptibles d'ajouter de nouvelles séquences nucléotidiques aux extrémités des chromosomes prévenant ainsi leurs raccourcissements jusqu'au point critique de la perte de la capacité à se diviser.

L'expression progressive de virus endogènes, la perte de récepteurs hormonaux, la diminution du taux de prolifération cellulaire, l'augmentation de l'incidence des cancers et des maladies auto-immunes, les altérations morphologiques de certaines cellules, l'apparition de protéines étrangères et les modifications membranaires pourraient toutes être associées à une dédifférenciation progressive du génome. Enfin, les tenants de la théorie du vieillissement programmé pensent que notre génome contient en lui-même notre propre fin sous la forme d'une séquence déterminée conduisant à la mort de l'organisme.

L'apoptose cellulaire ou mort cellulaire programmée est un phénomène qui mérite d'être évoqué. C'est une forme spéciale de suicide cellulaire programmé dans le génome de toutes les cellules et déclenché par une grande variété de stimuli (radicaux libres, etc.). Mais, contrairement aux nécroses cellulaires déclenchées par des agressions extérieures (toxines microbiennes) où la cellule se désintègre, l'apoptose en respecte l'intégrité, nécessite de l'énergie, une néosynthèse de protéines et se termine par la fragmentation de l'ADN. Les fragments cellulaires restent enveloppés par la membrane cellulaire et sont ensuite rapidement phagocytés par les cellules du système immunitaire (macrophages).

■ Les théories immunologiques

Plusieurs auteurs pensent que les transformations affectant le système immunitaire pourraient être responsables de l'apparition de maladies chroniques et qu'elles pourraient aussi jouer un rôle dans le vieillissement. Le déclin de la réponse immunitaire s'accompagne d'une réduction de la capacité de réponse aux agressions antigéniques. En effet, le système immunitaire, en involuant, ne semble plus être en mesure de discriminer de façon efficace le soi de l'étranger. Il va donc confondre progressivement ses propres protéines avec des protéines étrangères. Les antigènes du complexe majeur d'histocompatibilité (groupe HLA) représentent des marqueurs potentiels de longévité tout en étant associés à une plus grande résistance aux infections. L'apparition de cancers ou de maladies auto-immunes ne serait que la conséquence de certaines modifications dans l'« horloge thymique », résultant d'un programme génétiquement déterminé et devant entraîner un déficit immunitaire.

■ Les théories neuro-endocriniennes

Les phases du développement et de la maturation de notre organisme sont contrôlées en partie par des tissus endocriniens. Il est donc plausible que le vieillissement puisse être associé au déclin du système endocrine. La plupart des fonctions neuro-endocrines déclinent avec l'âge (hormones thyroïdiennes, corticosurrénales, testiculaires, ovariennes, hormone de croissance). Celles-ci dépendent de l'axe hypothalamo-hypophysaire. L'effondrement du contrôle des régulateurs hormonaux aurait des effets directs sur le vieillissement. Pour certains, le centre de contrôle serait localisé dans l'hypothalamus ou dans l'épiphyse ou encore dans le thymus. Pour d'autres encore, la longévité serait réglée par une horloge biologique qui agirait sur les glandes endocrines et provoquerait la faillite des systèmes immunitaires et circulatoires. Ainsi, la dérégulation hypothalamique pourrait être causée par une perte de neurones, par une réduction de la sensibilité des récepteurs de l'hypothalamus à la rétroaction ou par une insuffisance quantitative ou qualitative de neurotransmetteurs. Cette dérégulation entraînerait alors un début d'anarchie au niveau des systèmes effecteurs se traduisant par la survenue d'affections associées au vieillissement. La variation du métabolisme des neurotransmetteurs catécholаminergiques dans certaines régions du cerveau entraînerait ensuite la cascade d'événements que nous venons de décrire.

Nous ne vieillissons pas au même rythme

Nous avons tous observé les différences qui peuvent exister entre l'âge apparent d'un individu et son âge chronologique (déterminé à partir de sa date de naissance). L'âge chronologique, en effet, ne reflète qu'en partie notre vieillissement personnel et ignore tout des réalités biologiques. Il apparaît donc nécessaire d'avoir une autre référence. Cette évidence a depuis longtemps intéressé de nombreux chercheurs, principalement aux États-Unis et au Japon.

Les premières études sur les normes du vieillissement portaient sur des échantillons que l'on pensait représentatifs de la population âgée. Toutefois, comme la prévalence des maladies chroniques augmente avec l'âge, une bonne partie des pertes fonctionnelles observées dans ces études étaient le résultat de maladies plutôt que du vieillissement propre. Des études plus récentes remettent donc en question la nature inévitable du déclin fonctionnel dû au vieillissement. L'existence d'un vieillissement « idéal » nous montre qu'il est possible de vieillir sans trop de perte fonctionnelle. Ainsi, pour certaines fonctions, les régulations physiologiques demeurent très efficaces jusqu'à un âge avancé, tandis que pour d'autres, elles subissent un déclin précoce.

Le vieillissement est un processus lent et continu et certains de ses effets ne sont observés qu'après avoir progressé au point d'induire des modifications décelables et mesurables par nos techniques d'exploration. À titre d'exemple, les conséquences de l'artériosclérose se manifestent rarement avant la période de maturité ou de vieillesse, et pourtant, les lésions commencent souvent à apparaître avant l'âge de 20 ans. De la même manière, la glycémie à jeun est en apparence peu affectée par le vieillissement. En revanche, en utilisant un test dynamique, telle une hyperglycémie provoquée orale ou HGPO (elle permet une étude dynamique du métabolisme glucidique et consiste en l'ingestion d'une certaine quantité de glucose suivie de prélèvements sanguins réguliers permettant de mesurer la glycémie) destinée à tester le métabolisme, on peut observer des anomalies de la régulation glycémique. Il en est de même pour l'indice cardiaque (débit cardiaque par minute et par mètre carré de surface corporelle), la fonction rénale, la vitesse de conduction nerveuse, la fonction respiratoire, etc., dont l'adaptabilité à l'effort diminue avec le vieillissement. L'exposition d'un système physiologique à l'effort fait donc apparaître des anomalies qui seraient autrement passées inaperçues.

L'âge biologique, ou âge physiologique, ou encore âge fonctionnel, est aussi un bio-marqueur indispensable pour mesurer les effets à court ou moyen terme d'agents potentiellement efficaces sur le processus du vieillissement. C'est jusqu'à présent l'absence de centre susceptible de fournir une quantification de notre âge biologique qui est l'une des raisons pour lesquelles l'industrie pharmaceutique est quasiment absente de la recherche des médicaments pouvant interférer avec le vieillissement humain.

Le dépistage et la prévention représentent un autre aspect de la mesure de l'âge biologique. En effet, la mise en évidence précoce de dysfonctionnements organiques pourra conduire à l'instauration de prises en charge adaptées. Dans la mesure où la démographie des seniors va en progressant, que l'augmentation de l'espérance de vie ne fait que renforcer cette tendance, la détermination de l'âge biologique, avec son corollaire de prise en charge, ne peut que contribuer à lutter contre la survenue des pertes d'autonomie, si redoutables pour l'individu et coûteuses pour la société.

La mesure de l'âge biologique doit devenir une véritable priorité pour les médecins spécialisés dans le vieillissement afin d'obtenir un mode d'évaluation objectif de leurs actions à court, moyen et long terme. Ils ont d'ailleurs fait l'objet de nombreuses critiques de leurs confrères à ce sujet, car ils étaient les seuls scientifiques à ne pas avoir les moyens de mesurer leurs actions. Il faudrait attendre quarante ou cinquante ans pour déterminer l'efficacité ou non de certains programmes ou de certaines molécules antivieillissement par nos méthodes traditionnelles d'évaluation. Dans ces conditions, les informations apportées par de tels programmes ne pourraient jamais bénéficier à nos contemporains.

L'âge biologique doit donc permettre de décrire l'état physiologique d'un individu à chaque stade de son vieillissement chronologique, d'étudier des populations particulières, de vérifier l'efficacité de certains traitements, médicaments, exercices ou régimes et de prédire le maintien ou la perte de la compétence physiologique, afin de déterminer l'incidence des maladies et d'évaluer l'espérance de vie.

Les critères de choix de paramètres de mesure de l'âge biologique sont multiples. Ils doivent se modifier avec l'âge ; être représentatifs d'une ou plusieurs fonctions physiologiques ; être capables de détecter de légères modifications de l'état fonctionnel ; être non traumatiques et sans danger pour l'individu ; avoir des résultats reproductibles ; mesurer une fonction importante ; ne pas être redondants ; être susceptibles d'influencer le rythme du vieillissement. Un autre paramètre prometteur est l'étude des cellules prélevées sur l'organisme en les cultivant en milieu artificiel (in vitro). Le fibroblaste humain est un bon candidat pour ce type d'étude. Il s'agit alors d'une approche cellulaire du vieillissement et l'on peut commencer à parler d'âge cellulaire. La méthode la plus habituelle utilise des équations à régression multiple à partir des scores établis sur de nombreux tests, tels que la capacité vitale, le volume expiratoire forcé, la tension artérielle, l'acuité visuelle, le degré d'accommodation pupillaire, la pression artérielle systolique, la perte auditive, la force de préhension et la vitesse de réaction. L'ensemble de ces tests doit fournir une image globale de l'état de santé de l'individu et servir de base pour prédire sa santé future de même que sa durée de vie. Ce choix est souvent rendu difficile par la nécessité de tenir compte des coûts et des moyens disponibles.

Les aptitudes fonctionnelles, répétons-le, vieillissent à des vitesses variables. Tous les individus du même âge chronologique n'ont pas les mêmes niveaux de capacité fonctionnelle, et enfin, pour connaître ce qu'un individu, en particulier, est capable de faire, il n'y a pas d'alternative à la mesure directe de ses capacités. Cette mesure nécessite des moyens importants et modernes ; elle doit impérativement s'appuyer sur des tests dynamiques qui explorent les réserves de l'organisme et permettent ainsi d'avoir une idée de son état physiologique réel. Mais la détermination de l'âge biologique d'un individu a un grand intérêt, celui de parvenir à une meilleure connaissance de son corps, de mettre en évidence ses faiblesses, de déterminer des objectifs personnels et, enfin, de pouvoir réaliser des comparaisons à différents stades de son évolution. C'est un paramètre indispensable pour la prise en charge des patients vieillissants et qui souhaitent rester actifs.

Qu'est-ce que la DHEA ?

La DHEA, ou déhydroépiandrostérone, est une hormone stéroïde produite par les glandes surrénales. C'est le stéroïde le plus abondant présent dans notre organisme et un intervenant essentiel dans la plupart des fonctions physiologiques. La DHEA est le précurseur métabolique des hormones sexuelles (testostérone, œstrogènes et progestérone). La baisse des concentrations plasmatiques de DHEA, qui commence dès l'âge de 30 ans, s'accompagne d'une susceptibilité accrue aux maladies et d'une accélération du processus de vieillissement.

Ses modes d'action sont complexes et tous ne sont probablement pas encore connus. Pour mieux comprendre les effets et les risques potentiels encourus par la prise de DHEA, il est nécessaire d'avoir une approche du fonctionnement hormonal de l'être humain.

Le fonctionnement hormonal de l'organisme

La coordination des fonctions exercées par les différents organes repose sur des systèmes de communication qui opèrent au sein de l'organisme pour maintenir l'équilibre fonctionnel indispensable à la vie. Le système endocrinien est l'un de ces systèmes de communication. Il agit par l'intermédiaire de substances chimiques : les hormones. Ce sont des substances de nature organique très variée qui dérivent du cholestérol, des protides ou d'acides aminés. Les hormones sont libérées dans l'organisme où elles circulent le plus souvent par voie sanguine et diffusent jusqu'aux organes ou tissus cibles, caractérisés par la présence en leur sein de cellules ayant des récepteurs spécifiques des hormones auxquelles elles sont sensibles, récepteurs couplés avec le métabolisme de la cellule effectrice.

D'une manière générale, les hormones apparaissent comme des messagers chimiques qui occupent une place essentielle dans un très grand nombre de fonctions organiques (sinon dans toutes). Certaines sont indispensables à la croissance de l'organisme, au développement des facultés cérébrales, à la différenciation sexuelle et aux fonctions de reproduction. Elles président donc à l'harmonie des formes et à la constitution de la personnalité. À des degrés divers, la plupart interviennent dans les différents métabolismes protidiques, lipidiques, glucidiques, hydriques et minéraux. Elles sont, avec les organes qu'elles influencent et le système nerveux végétatif qui concourt à leur régulation, les agents principaux du maintien de l'homéostasie ou équilibre de l'organisme. Il existe plusieurs types d'hormones, dont certaines ont un rôle particulièrement important dans les phénomènes d'adaptation aux agressions extérieures. La sécrétion de ces hormones biologiquement actives est souvent sous la dépendance d'autres hormones dites intermédiaires ou stimulines.

■ Les hormones hypophysaires

On distingue dans l'hypophyse ou glande pituitaire (glande siégeant à la base du cerveau) une antéhypophyse et une posthypophyse. L'antéhypophyse sécrète sept hormones de nature protidique ou glycoprotéique. Certaines de ces hormones n'ont pas d'effets directs sur les effecteurs terminaux, mais stimulent d'autres glandes endocrines. Elles portent le nom de stimulines. L'ACTH (AdrenoCorticoTropic Hormone) ou corticostimuline stimule le cortex surrénalien. La TSH (Thyrotropin Stimulating Hormone) ou thyréostimuline stimule la glande thyroïde. Chez la femme, la FSH (Follicle Stimulating Hormone) est l'hormone folliculo-stimulante. Elle stimule la croissance et la maturation des follicules ovariens sans les conduire à l'ovulation. La LH (Luteinizing Hormone) est l'hormone lutéo-stimulante qui va compléter sur l'ovaire l'action de la FSH. Elle provoque la ponte ovulaire et le développement du corps jaune. Chez l'homme, l'hormone gonadotrope LH prend le nom de ICSH (Interstitial Cell Stimulating Hormone). Elle stimule, au niveau des cellules interstitielles du testicule, la sécrétion de testostérone et d'œstrogènes. L'hormone de croissance (hormone somatotrope ou STH ou SomatoTropic Hormone ou hGH ou human Growth Hormone) contrôle la croissance de l'organisme. Son action s'exerce sur le squelette et sur l'ensemble des tissus, dont elle augmente la masse. Cet effet global résulte d'actions multiples sur le métabolisme : stimulation de la synthèse protéique, augmentation du catabolisme des lipides...

■ Les hormones thyroïdiennes

Les principales hormones thyroïdiennes (thyroxine ou tétra-iodothyronine ou T4 et tri-iodothyronine ou T3) résultent de la combinaison de l'iode avec la tyrosine (acide aminé). Leur synthèse est sous la dépendance de la TSH (Thyrotropin Stimulating Hormone). Les hormones thyroïdiennes stimulent les processus oxydatifs de l'organisme, et augmentent la consommation d'oxygène et le métabolisme basal. Elles interviennent ainsi dans tous les processus vitaux et jouent un rôle particulièrement important dans la croissance corporelle et le développement du système nerveux. Leur carence entraîne le myxœdème et, chez le jeune enfant, un nanisme dysharmonique associé à un crétinisme. Leurs actions sont multiples : entre autres, elles favorisent la production du glucose et accélèrent les fonctions circulatoires.

■ Les hormones corticosurrénales

La glande corticosurrénale (juste au-dessus des reins) peut aussi indirectement donner naissance à des hormones à action sexuelle. Elle sécrète de la DHEA et de la delta-4-androsténédione qui, dans les surrénales et au cours de leur métabolisme périphérique, peuvent être les précurseurs d'une certaine quantité de testostérone et d'œstrogènes. Il s'agit là d'un point fondamental qui sera développé plus loin.

■ Les hormones génitales

Le tissu interstitiel des testicules sécrète la testostérone (stéroïde). Cette hormone assure le développement des organes génitaux externes et des caractères sexuels secondaires. La testostérone possède en outre une action métabolique puissante, caractérisée par une augmentation de l'anabolisme protéique, jouant ainsi un rôle dans la croissance, le développement musculaire et la maturation du squelette. Le testicule produit aussi une certaine quantité d'œstrogènes.

Les ovaires sécrètent deux sortes d'hormones. Les œstrogènes produits par le follicule ovarien sont représentés essentiellement par l'estrone et l'estradiol. Ils dérivent directement des androgènes et sont responsables de la transformation proliférative de l'endomètre utérin et du vagin, du développement des glandes mammaires et de la maturation morphologique de l'organisme féminin. La progestérone, sécrétée par le corps jaune, est synthétisée à partir de la pregnénolone. Elle établit les conditions nécessaires à la gestation.

■ Un exemple de carence hormonale globale et de vieillissement réversible

Pour illustrer le concept de carence hormonale en rapport avec le vieillissement, j'utilise souvent l'exemple du panhypopituitarisme (carence de toutes les hormones dépendantes de l'hypophyse) de l'adulte. Il donne une illustration parfaite de l'importance des hormones dans la vie et il permet d'avoir une approche des phénomènes hormonaux carentiels en jeu dans le vieillissement.

Certaines maladies tumorales, vasculaires, inflammatoires ou infectieuses peuvent conduire chez un adulte jeune à une destruction de l'hypophyse. Les effets d'une telle catastrophe métabolique ont été étudiés au début du siècle précédent. Individualisé par M. Simmonds (1914) et bien étudié par H.L. Sheehan (1938), ce syndrome traduit le déficit global des fonctions antéhypophysaires. Les patients ont une réduction générale de toutes les activités biologiques avec asthénie profonde physique et intellectuelle, frilosité, constipation, hypothermie, ralentissement du pouls, abaissement de la pression artérielle, sensations d'évanouissement (lipothymies) ou syncopes, aménorrhée (disparition des règles) chez la femme, perte de la libido chez l'homme. Leur faciès, pâle et un peu bouffi, prend un aspect vieillot, finement ridé. Les cheveux sont fins et secs, les poils pubiens et axillaires se raréfient, puis disparaissent. La pâleur ne tient pas seulement à un certain degré d'anémie, mais surtout à la réduction générale de la pigmentation. Les examens biologiques montrent une baisse très importante du métabolisme basal. Le défaut des stimulines hypophysaires entraîne une réduction considérable du fonctionnement des glandes qui sont sous leur dépendance. Le panhypopituitarisme conduit, sans traitement, rapidement au décès. En dehors de tout facteur associé, une assez bonne condition physique peut être rétablie grâce à l'administration de cortisone, de petites doses d'extrait thyroïdien et éventuellement d'hormones sexuelles.

Cet exemple montre bien les similitudes qui existent entre le panhypopituitarisme et le vieillissement. Il montre aussi parfaitement l'intérêt d'une thérapie de substitution, quelle que soit l'origine des carences hormonales. On peut d'ailleurs considérer à bien des égards le panhypopituitarisme comme un modèle de vieillissement réversible.

Historique d'une molécule : la DHEA

La déhydroépiandrostérone (DHEA) a une histoire bien plus ancienne que ne le laisse supposer son actuel succès médiatique. Elle est pour la première fois isolée en 1934 par le professeur Adolf Butenandt, sous sa forme libre, dans les urines ; il reçoit d'ailleurs le prix Nobel quelques années plus tard. En 1944, le sulfate de DHEA (DHEA-S) est isolé, toujours dans les urines, par les docteurs Munson, Gallagher et Koch. Et ce n'est qu'en 1954 que la DHEA est isolée dans le plasma humain par les docteurs Migeon et Plager, et en 1958 que le professeur de biochimie à la faculté de médecine de Paris Max-Fernand Jayle met en évidence la diminution progressive avec l'âge des concentrations plasmatiques de DHEA chez l'homme. L'origine surrénalienne de la DHEA a été longue à établir, car les chercheurs s'attachaient à mettre en évidence la DHEA et non son sulfate, le DHEA-S, qui est effectivement synthétisé dans la surrénale. Il revient au professeur Étienne-Émile Baulieu d'avoir montré, en 1959, que le sulfate de DHEA est la forme plasmatique la plus abondante dans notre corps.

Puis, les années 1970 à 1990 voient la publication de très nombreuses études prouvant l'action chez les rongeurs d'une supplémentation en DHEA (poids, immunité, cancer, athéromatose, longévité...). Et déjà, aux États-Unis, apparaît dans le grand public un intérêt certain pour la DHEA.

Un bras de fer s'engage alors entre la Food and Drugs Administration (FDA) américaine et les organisations de consommateurs. En effet, se pose immédiatement la question du statut médicamenteux ou non de la DHEA. Si on la considère comme un médicament, elle doit alors satisfaire à une « course d'obstacles » longue et coûteuse afin d'obtenir l'équivalent de l'AMM ou autorisation de mise sur le marché. L'autre alternative est de la considérer comme un complément alimentaire, échappant ainsi aux contraintes des médicaments. C'est cette dernière voie qui est retenue aux États-Unis par le législateur.

1994 est ensuite une date importante avec la publication par les docteurs Yen et Morales, de l'université de San Diego en Californie, des premiers résultats importants d'une expérimentation humaine. Ils ont administré 50 à 100 mg de DHEA à des hommes et des femmes sur une période de 6 mois à un an. Ils notent une nette amélioration physique et psychologique chez 67 % des hommes et 84 % des femmes. Les personnes de l'étude bénéficient d'une plus grande énergie, d'un sommeil plus profond, d'une meilleure humeur, d'une plus grande sensation de relaxation et d'une plus grande aptitude à gérer les situations stressantes. Une augmentation de la masse maigre (et donc une réduction de la masse grasse) et de la force musculaire est observée chez les hommes qui ont pris une dose de 100 mg. On assiste également à une augmentation significative de l'Insulin Growth Factor (IGF1). L'IGF1 est en relation avec l'hormone de croissance humaine (hGH). Cette dose de

100 mg, bien tolérée chez les hommes, s'est révélée cependant excessive chez les femmes avec l'apparition de signes d'hyperandrogénie.

La publication de cette étude aux États-Unis propulse du jour au lendemain la DHEA du statut de molécule sulfureuse au statut de molécule vedette aux mille promesses. Une des raisons supplémentaires de ce succès est qu'il survient après la publication de nombreuses études chez les rongeurs qui montrent que la DHEA a des effets favorables dans le traitement des maladies cardiaques, des cancers, du diabète, de la surcharge pondérale, des maladies auto-immunes, etc. La presse commence alors à parler de « molécule miracle » et de « fontaine de jouvence ».

Un an plus tard, en 1995, le professeur belge Vermeulen fait la première conférence internationale sur la DHEA à l'Académie des sciences de New York : il insiste sur les effets de la DHEA sur la mémoire et la maladie artérielle. Le docteur Fernand Labrie, de l'université Laval au Québec, montre en 1996 son intérêt dans la lutte contre l'ostéoporose. Parallèlement, de nombreuses études sont publiées dans le monde (plus de 6 000 depuis 1965) montrant l'action de la DHEA sur différents processus pathologiques.

Le dernier rebondissement dans l'histoire médiatique de la DHEA est la publication en 2000 d'une partie des résultats de l'étude DHEAge, financée en partie par un grand nom de l'industrie du cosmétique (L'Oréal), des professeurs Étienne-Émile Baulieu et Françoise

Forette dans la revue américaine *Proceedings of the National Academy of Sciences.* Elle a en France un impact médiatique extrêmement important.

L'étude DHEAge est une étude randomisée en double aveugle (sélection aléatoire des personnes dans laquelle ni le volontaire ni l'expérimentateur ne savent qui prend réellement de la DHEA et qui prend le placebo). Elle évalue l'effet d'une supplémentation quotidienne de 50 milligrammes de DHEA chez 280 sujets âgés de 60 à 79 ans (70 hommes et 70 femmes de 60-69 ans ; 70 hommes et 70 femmes de 70-79 ans). La moitié des volontaires a reçu un placebo. Les volontaires de l'étude ont été recrutés après un appel à candidature relayé par les médias, plaçant d'emblée cette étude sous les « feux de la rampe », ce qui est tout à fait inhabituel voire préjudiciable pour une étude scientifique (effet placebo exacerbé). Les personnes retenues pour l'étude ont été strictement sélectionnées et n'avaient aucune maladie sévère ou évolutive connue, aucun antécédent de cancer hormonodépendant. Les volontaires ont été contrôlés tous les trois mois par un examen clinique complet. Des échantillons de sang et d'urines ont été collectés avant supplémentation en DHEA, puis au bout de 6 mois et de 12 mois de supplémentation. Différents paramètres biologiques ont été mesurés. La supplémentation en DHEA a entraîné des variations différentes selon le sexe et selon l'âge. Les niveaux de DHEA-S sont augmentés de 300 % par rapport aux valeurs de base dès 6 mois de supplémentation chez tous les sujets. Cette augmentation va jusqu'à 400 % chez les femmes de plus de 70 ans. Toutefois, ces élévations diminuent après 12 mois de supplémentation. Par ailleurs, on note une augmentation de la testostérone de 76 % chez les femmes âgées de moins de 70 ans dès 6 mois de supplémentation. Cette tendance s'élève à 115 % chez les femmes de plus de 70 ans. Néanmoins, ces augmentations sont également abaissées après 12 mois de supplémentation. Parallèlement à l'élévation de la testostérone chez les femmes, les niveaux d'estradiol augmentent de 40 % chez celles de moins de 70 ans et de 50 % chez les plus âgées après 6 mois de supplémentation en DHEA. Puis les taux d'estradiol baissent de 10 % après 12 mois de supplémentation. Ces résultats mettent clairement en évidence qu'une supplémentation prolongée en DHEA chez les sujets âgés ramène les niveaux de DHEA aux valeurs des jeunes adultes. Cela est vrai chez les hommes après seulement 6 mois, et à partir de 12 mois chez les femmes. Compte tenu de ces données, il est important de ne pas réduire les doses de supplémentation en DHEA avant la fin de la prescription même si les effets attendus ont été obtenus. Il semble aussi exister un mécanisme adaptatif, qui mène à l'autolimitation du niveau des molécules androgéniques. Enfin, l'étude démontre clairement qu'une dose de 50 mg par jour de DHEA pendant un an n'a pas eu d'effets nocifs dans la population étudiée.

De nombreux Français ont découvert l'existence même de la DHEA à l'occasion de la publication de cette étude. Pour d'autres, plus que jamais, la DHEA est devenue l'hormone type de l'« anti-âge » ou de l'« anti-vieillissement ». Les médias grand public ne s'y sont d'ailleurs pas trompés. On a assisté à une véritable avalanche d'articles, de reportages ou d'émissions plus ou moins bien documentés, présentant la DHEA comme une véritable « hormone de jouvence » sans effets indésirables ou nuisibles. C'est cette conjoncture qui a conduit de nombreuses personnes à s'en procurer et à en consommer régulièrement sans aucun contrôle médical sérieux. Pour elles, la DHEA permet sans danger de rester jeune. On a commencé à la considérer comme « le » supplément hormonal de première intention pour la prévention des troubles associés au vieillissement.

Les stéroïdes

■ Caractéristiques

La DHEA et son sulfate, le DHEA-S, appartiennent à la famille chimique des stéroïdes. Ce terme générique « stéroïde » (du mot grec *stéréos* : solide) rend compte des caractéristiques physico-chimiques des premiers représentants de cette famille : il s'agissait d'alcools secondaires caractérisés par leur état solide cristallisé et fondant à des températures supérieures à 100 °C. Le premier de ces composés fut isolé, vers 1770, de calculs biliaires, par Poulletier de La Salle puis trouvé également, en 1815, dans les graisses animales, par M.E. Chevreul et fut nommé « cholestérine » (du grec *kholé* : bile) modifié en 1859, par M. Berthelot, pour prendre en considération la fonction alcool, en cholestérol. F. Reinitzer déterminera en 1888 la formule brute du cholestérol.

Le cholestérol est caractéristique des animaux chez lesquels il est présent dans tous les tissus. Il est le précurseur de multiples composés aux fonctions diverses dans l'organisme et également le précurseur des hormones stéroïdes qui nous intéressent. L'organisme humain bénéficie de deux sources de cholestérol. L'une est alimentaire ou exogène (environ un gramme par jour), l'autre est endogène (environ deux grammes par jour). Le cholestérol circulant dans le sang est en majeure partie métabolisé par le foie. Une faible partie de celui-ci est transformée dans les glandes endocrines en hormones stéroïdes dites intermédiaires (DHEA et prégnénolone). Celles-ci seront transformées secondairement dans les glandes endocrines en hormones stéroïdes actives : gluco-corticoïdes et minéralo-corticoïdes dans les glandes corticosurrénales, androgènes dans les testicules et glandes corticosurrénales, œstrogènes et progestérone dans les ovaires. D'autres tissus sont également capables de produire des stéroïdes : le cerveau synthétise de la prégnénolone et de la DHEA, tandis que la peau est apte à transformer, comme la prostate, la testostérone en un dérivé plus actif, la dihydrotestostérone (DHT). Les hormones stéroïdes sécrétées par les glandes endocrines sont déversées dans le sang à de très faibles concentrations (de l'ordre du milliardième de gramme par centimètre cube de sang). Elles gagnent ensuite les tissus « cibles » où leur action s'exerce grâce à des récepteurs hautement spécifiques.

Comme nous l'avons vu, le cholestérol est le précurseur des hormones stéroïdes. Certains avancent d'ailleurs l'hypothèse que l'augmentation des concentrations plasmatiques de cholestérol peut être en partie liée à la diminution de son utilisation dans certains métabolismes périphériques et en particulier hormonaux. La solution à l'hypercholestérolémie dans ce cas ne serait pas de faire baisser artificiellement le cholestérol circulant, aggravant ainsi secondairement le déficit en hormones stéroïdes, mais plutôt de relancer ce métabolisme. Il en résulterait une diminution des concentrations plasmatiques de cholestérol et une correction à la hausse des concentrations d'hormones périphériques.

Les hormones stéroïdes qui circulent dans le sang sont liées de façon réversible à des protéines de transport soit de haute affinité mais de faible capacité de liaison comme la Testostérone estradiol Binding Globuline (TeBG), soit de faible affinité mais de forte capacité comme l'albumine. Ces liaisons ont pour effet d'inactiver temporairement l'hormone et de la protéger de la métabolisation. C'est la fraction libre qui diffuse au niveau des tissus cibles, pouvant y déclencher une action biologique, et/ou qui y subit une dégradation avant d'être éliminée.

■ La synthèse industrielle des stéroïdes

Les concentrations de stéroïdes hormonaux sont très faibles dans les tissus animaux, aussi ces sources naturelles sont difficilement exploitables pour une production importante par extraction. Pour faire face aux besoins thérapeutiques, l'industrie pharmaceutique recourt en pratique à l'hémisynthèse et à la synthèse totale. Toutes deux permettent de répondre aux demandes en hormones naturelles.

Le point de départ d'une hémisynthèse est un produit d'origine naturelle, chimiquement apparenté à la substance désirée, mais plus facilement accessible et abondant. Une suite de transformations, parfois très longue, conduit à la molécule recherchée. Les stérols et les sapogénines, répandues dans de nombreux végétaux (saponaire, salsepareille, igname, muguet, digitale, agave, dioscorée), le cholestérol et les acides biliaires des animaux sont utilisables comme matières premières pour la préparation de la plupart des hormones stéroïdes. Leur squelette correspond à celui du produit d'arrivée, tous ses carbones asymétriques ayant la configuration voulue (c'est un des avantages de l'hémisynthèse par rapport à la synthèse totale). Il importe donc que les réactions mises en œuvre pour modifier les fonctions et les substituants n'altèrent pas la structure de la molécule.

Les structures chimiques des sapogénines se prêtent à des modifications relativement aisées. C'est pour ces raisons que plusieurs sociétés pharmaceutiques les ont préférées comme point de départ d'hémisynthèse malgré certaines difficultés d'approvisionnement. Dans les années 1970, plus de 50 % des composés stéroïdes étaient produits à partir de sapogénines (principalement la diosgénine), le complément provenant soit de la transformation de phytostérols, acides biliaires ou cholestérol, soit de la synthèse totale. Les sapogénines, dans les années 1980, semblent avoir perdu de leur importance (moins de 50 %), celle des phytostérols s'étant accrue.

En synthèse totale, on a recours à de petites molécules élémentaires disponibles en quantité sur le marché des produits chimiques. Elle présente donc l'avantage, par rapport à l'hémisynthèse, de ne pas être soumise aux contraintes liées à l'approvisionnement en matières premières d'origine naturelle (fluctuations de prix, quantités disponibles limitées, qualité non constante). Encore plus que l'hémisynthèse, elle procure des intermédiaires permettant la réalisation de molécules totalement inédites. En contrepartie, la synthèse totale présente deux types de difficultés. L'une est d'ordre économique et écarte d'emblée les synthèses où les rendements sont médiocres, les conditions opératoires malaisées ou les réactifs coûteux. Ainsi, parmi celles mises au point en laboratoire, peu sont susceptibles d'être industrialisées. La seconde difficulté rencontrée est liée au fait que les molécules chimiques de départ sont dénuées de la structure spatiale adéquate. Or le produit final doit impérativement respecter la configuration spatiale du composé naturel.

À titre d'exemple, chez Roussel-Uclaf, alors que les œstrogènes et la testostérone sont tota-

La DHEA chez la femme

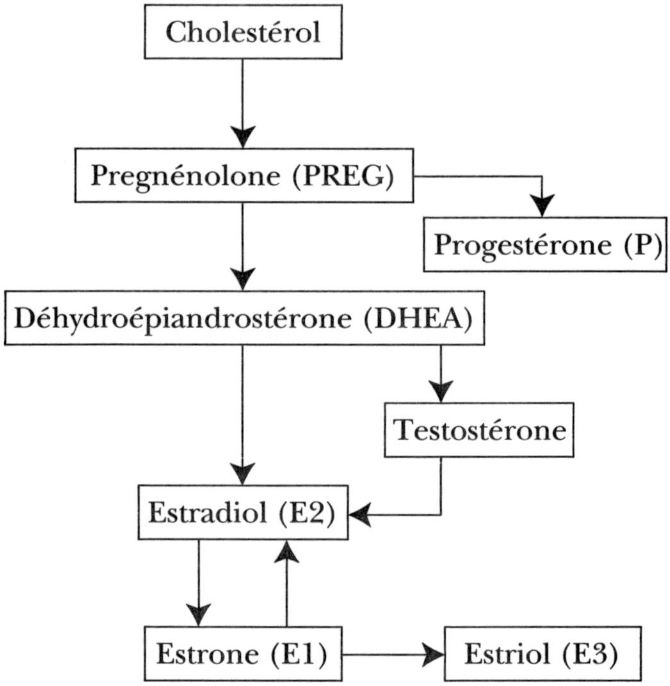

lement synthétisés, la DHEA est produite en laboratoire à partir d'une saponine d'origine végétale : la diosgénine. Il faut à ce propos insister sur le fait que le corps humain ne dispose pas dans son arsenal enzymatique des moyens de métabolisation de la diosgénine. L'apport oral de diosgénine de base, non modifiée, ne peut donc en aucun cas agir sur les concentrations plasmatiques de DHEA circulante. En d'autres termes, pour augmenter ses taux plasmatiques de DHEA, un seul moyen : prendre de la DHEA.

DHEA et physiologie

La DHEA et son sulfate sont donc des hormones stéroïdes, synthétisées par les surrénales. La DHEA est l'hormone stéroïde la plus abondante dans le corps humain. Elle est issue de la prégnénolone et est convertie en œstrogènes et testostérone. Chez la femme le métabolisme produit plus d'œstrogènes et chez l'homme plus de testostérone (voir schémas).

La plus grande partie de la DHEA circulante provient de la conversion du DHEA-S dans les tissus. La DHEA circule sous une forme peu liée aux protéines transporteuses (albumine, testostérone estradiol binding globuline) alors que le

La DHEA chez l'homme

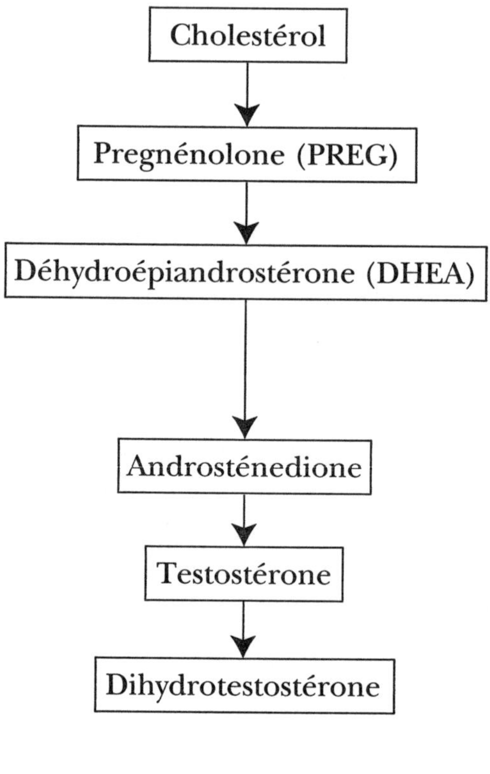

DHEA-S, à l'inverse, est fortement lié aux protéines transporteuses, ce qui assure sa stabilité. La DHEA est métabolisée en testostérone, en estrone, en androsténédione et, pour une faible partie, en DHEA-S. Cette transformation de DHEA en DHEA-S a lieu principalement dans le foie et l'intestin. La demi-vie de la DHEA est d'environ 20 à 30 minutes : elle s'apprécie en injectant un traceur radioactif dans l'organisme et en mesurant le temps nécessaire à sa disparition. La métabolisation de la DHEA ne se modifie pas avec l'âge, hormis la transformation en DHEA-S qui est multipliée par 5 chez la femme (par rapport à une femme jeune). Et si la métabolisation de la DHEA en estrone est faible chez la femme jeune, elle devient une source importante d'estrogènes chez la femme ménopausée. L'excrétion de la DHEA se fait dans les urines.

Le DHEA-S est la forme majoritairement synthétisée par la corticosurrénale et la source la plus importante de DHEA dans l'organisme. L'enzyme qui le transforme en DHEA (par hydrolyse) est présente dans l'ensemble de l'organisme et non pas seulement dans la corticosurrénale. Il est solidement lié à l'albumine dans le plasma et va être excrété et réabsorbé par le rein : sa liaison à l'albumine et sa réabsorption rénale contribuent à sa faible élimination métabolique. La demi-vie du DHEA-S avoisine donc les 20 heures. Le DHEA-S va se convertir principalement en DHEA (de 60 à 80 %), mais aussi en testostérone, en androsténédione et en estrone (faiblement). Il peut également être excrété par le rein sous forme de dérivés sulfatés.

Lors d'une absorption orale de DHEA, celle-ci est principalement métabolisée par le foie en DHEA-S qui sera alors retrouvé dans le sang. Seule une faible partie de la DHEA absorbée passera donc la barrière hépatique et va directement dans le sang. Ce sont les conversions réciproques entre DHEA et DHEA-S qui expliquent le maintien de la concentration plasmatique de DHEA, ce maintien allant bien au-delà de ce que sa demi-vie théorique laisserait supposer.

La décroissance des concentrations plasmatiques de DHEA et de son sulfate est bien connue depuis 1965. Cette décroissance se fait régulièrement au cours de la vie et touche de façon égale les deux sexes. Les fœtus ont des taux extrêmement élevés de DHEA-S. Ce sulfate va se transformer majoritairement en œstrogènes au niveau du placenta maternel. Les concentrations plasmatiques de DHEA-S vont ensuite très rapidement diminuer après la naissance, avant de s'élever à nouveau vers l'âge de 6-8 ans. La production de DHEA-S atteint un maximum vers 25-30 ans et diminue ensuite progressivement d'environ 2 % par an. Cette diminution progressive a été mise en évidence par le docteur Orentreich en 1984. Elle est liée à une réduction d'activité enzymatique au sein de la glande corticosurrénale. À l'âge de 80 ans, nos taux de DHEA sont d'environ 15 à 20 % de ce qu'ils sont à 25 ans. À 90 ans, ils ne sont plus que de 5 %. La plupart des études montrent cependant qu'il existe une différence significative entre les concentrations plasmatiques de DHEA entre hommes et femmes, tout au long du vieillissement. Les taux masculins sont en moyenne de 10 à 30 % supérieurs aux taux féminins. Cette différence a tendance à s'estomper après 50 ans. Il faut également souligner l'importance des écarts de concentration de DHEA pouvant exister entre deux individus de même âge et de même sexe, ce qui explique les larges fourchettes de normes diffusées par les laboratoires dosant la DHEA dans le sang. Enfin, des différences entre populations ont été décrites. Il apparaît en particulier que les taux plasmatiques de DHEA sont plus importants chez les hommes américains blancs que chez les hommes japonais de même âge.

Les concentrations plasmatiques de DHEA-S sont relativement constantes sur 24 heures, à l'inverse de la DHEA dont les concentrations plasmatiques varient de façon importante au cours de la journée. Ces variations vont diminuer avec l'âge et quasiment disparaître chez les plus âgés. Les concentrations tissulaires de DHEA et de DHEA-S vont également diminuer avec l'âge, proportionnellement à la diminution des concentrations plasmatiques. En revanche, la conversion plasmatique entre DHEA et DHEA-S ne semble pas modifiée par l'âge.

Une synthèse de DHEA a également été mise en évidence au niveau du cerveau par le professeur Étienne-Émile Baulieu en 1997, créant ainsi le concept de « neurostéroïdes ». Il s'agit de stéroïdes synthétisés et actifs au niveau du tissu cérébral lui-même. Leurs effets seraient cumulatifs avec ceux des stéroïdes d'origine surrénalienne (la DHEA passe facilement la barrière hémato-encéphalique, contrairement au DHEA-S). Les neurostéroïdes auraient des effets protecteurs sur les cellules cérébrales en modulant les concentrations de neurotransmetteurs.

La régulation de la sécrétion de DHEA par la corticosurrénale reste obscure et controversée. L'ACTH (Acétyl Corticotrope Hormone) la favoriserait. L'insuline aurait également un rôle mais certains auteurs pensent que l'insuline favorise la synthèse de DHEA et d'autres l'inverse. Il existe également une controverse sur l'existence d'une hormone de stimulation directe de la synthèse de DHEA. Elle a été évoquée, mais jamais prouvée. On peut seulement constater aujourd'hui qu'il n'y a pas d'explication claire ou de cause bien identifiée (baisse de la production, augmentation de son excrétion ou les deux) de la baisse des concentrations plasmatiques de DHEA.

Enfin, l'importance de la sécrétion de DHEA et de son sulfate est propre à l'espèce humaine. Chez les mammifères, seuls les grands singes ont des taux de DHEA circulante relativement élevés (de 10 à 50 % des taux humains). Les rongeurs ont, en revanche, des taux circulants de DHEA extrêmement bas.

Quant à la diminution progressive des taux plasmatiques de la DHEA et de son sulfate avec l'âge, il faut noter qu'elle est isolée, car les minéralocorticoïdes et les glucocorticoïdes restent relativement stables avec le vieillissement.

La DHEA a une évolution si parallèle au vieillissement humain que certains l'ont proposée comme marqueur biologique du vieillissement, pensant que bon nombre de changements dégénératifs seraient liés à son déficit. Certains auteurs ont même trouvé une corrélation entre les taux de DHEA-S et la mortalité à 3 et à 12 ans. Cette corrélation serait valable seulement pour les hommes. La probabilité de décès, toutes causes confondues, serait d'autant plus importante que les taux plasmatiques de DHEA-S seraient bas. Mais d'autres études prouvent le contraire.

Cet énorme montant d'études et de données publiées concernant la DHEA démontre non seulement l'intérêt que suscite cette molécule dans le monde scientifique mais aussi la complexité des mécanismes en jeu sachant que l'âge intervient et également les maladies de la personne (connues ou inconnues au moment des tests).

Les effets de la DHEA

Le vieillissement est associé à une réduction de la synthèse protéique, à une diminution de la masse maigre, à une augmentation de la masse grasse et à une augmentation des lipides circulants. En même temps qu'à la diminution progressive des concentrations plasmatiques de DHEA et de DHEA-S, on assiste à celle des concentrations plasmatiques de l'hormone de croissance (hGH), de l'Insulin like Growth Factor 1 (IGF1) et des fonctions immunitaires. Apparaissent également de nombreuses maladies dégénératives qui vont favoriser l'apparition d'accident aigus (infarctus du myocarde, accident vasculaire cérébral...). De très nombreuses études animales montrent que la DHEA peut avoir une action immunostimulante, une action sur la formation des auto-anticorps et sur un certain nombre de maladies plus fréquentes avec l'avancée en âge, tels que l'obésité, les maladies cardio-vasculaires et le cancer du sein. Son rôle dans la santé et le vieillissement humain paraît donc encore une fois incontournable.

L'intérêt d'une supplémentation en DHEA

Jusqu'en 1995, les études cliniques étaient réalisées avec des apports massifs de DHEA. Ainsi, en 1990, les docteurs Mortola et Yen ont publié une étude où 1 600 mg de DHEA étaient administrés à des femmes ménopausées de 46 à 61 ans. Les résultats ont été biologiquement très rapides puisque l'on a pu observer, trois heures après l'administration des 1 600 mg de DHEA, une augmentation massive de la testostérone (9 fois), de l'androsténédione et de la dihydrotestostérone (20 fois) et de l'estrone et de l'estradiol (2 fois). Parallèlement, on a pu observer une diminution de la concentration plasmatique de TeBG (Testostérone estradiol Binding Globulin), de la thyroid binding globulin, du cholestérol total, du HDL-cholestérol et l'apparition d'une résistance à l'insuline.

L'importance de la DHEA dans le métabolisme humain n'étant plus à prouver, il convenait de tester l'hypothèse que la correction d'un déficit en DHEA (pour le ramener au niveau des taux des jeunes adultes) était avantageuse chez des personnes vieillissantes. Le mérite en revient aux docteurs Yen, Morales et Khorram qui réalisèrent en 1995 une étude dans ce sens. Des volontaires de 40 à 70 ans ont bénéficié, durant 6 à 12 mois, de 50 ou 100 mg de DHEA.

Les femmes du groupe de volontaires ayant bénéficié de 50 mg de DHEA ont vu leurs taux d'androgènes multipliés par 2 (androsténédione, testostérone et dihydrotestostérone) ; chez les hommes, on note seulement une augmentation de l'androstérone. Il n'a pas été relevé de modification des taux circulants d'estrone, d'estradiol ou de TeBG. Les taux de HDL-cholestérol ont diminué chez les femmes. Parallèlement, les auteurs ont pu observer une amélioration considérable de la sensation de bien-être (67 % chez les hommes et 84 % chez les femmes). En revanche, aucune modification de la libido n'a été constatée.

Dans le groupe ayant bénéficié de 100 mg de DHEA par jour, on observe une multiplication des taux plasmatiques de DHEA-S, les taux atteints étant voisins, voire supérieurs, à ceux observés chez des adultes jeunes. Curieusement, seul l'androsténédione est augmenté (2 fois) dans le groupe des hommes, alors que chez les femmes on observe une augmentation de 3 à 4 fois des stéroïdes (androsténédione, testostérone et dihydrotestostérone). La TeBG reste identique chez les hommes et diminue chez les femmes d'environ 50 %, ce qui explique sans doute en partie l'augmentation des stéroïdes circulants. L'IGF1 augmente dans le sang, proportionnellement plus chez les patients ayant de faibles concentrations plasmatiques initiales de DHEA-S. La masse maigre (muscles) augmente chez les hommes et les femmes, mais la force musculaire n'augmente de façon significative que chez les hommes. Il n'a pas été mis en évidence de modification de la masse osseuse sous traitement par DHEA. Le seul cas d'intolérance a été un syndrome d'hyperandrogénie chez une femme (pilosité faciale).

Les docteurs Yen et Morales ont également étudié les effets d'une supplémentation de DHEA sur l'immunité. Leurs résultats montrent que les fonctions immunitaires de la personne âgée sont stimulées. Les effets n'apparaissent qu'après trois mois de supplémentation. La DHEA augmente les taux circulants de IGF-1 et laisse les concentrations d'immunoglobulines A, G et M inchangées.

Les résultats confirment aussi les études animales en montrant une stimulation de la sécrétion d'interleukine 2 (IL-2). Il n'y a pas de modification des lymphocytes T de type CD-4. En revanche, on observe une augmentation des lymphocytes NK (natural killer).

Les actions de la DHEA

Les Américains qui ont pris de la DHEA se sentent mieux, pleins d'énergie, et de façon générale en meilleure santé. Elle agit à la fois sur le corps et sur l'esprit. Elle joue sur le système immunitaire, améliore le fonctionnement cérébral, diminue le stress, et aurait un rôle dans la prévention des cancers. Elle a une activité protectrice sur le cœur en réduisant les taux circulants de cholestérol. La réduction des taux plasmatiques de DHEA étant considérée par certains auteurs comme un facteur de risque pour la survenue de l'artériosclérose. La DHEA stimule la mémoire et a un rôle protecteur contre l'ostéoporose, le diabète et les maladies auto-immunes. Elle est aussi active sur la dépression et la fatigue. Elle renforce le sentiment de bien-être, atténue les symptômes de la ménopause, réduit la masse grasse et favorise la libido dans la plupart des cas. Des études réalisées chez l'animal montrent aussi que la DHEA allongerait l'espérance de vie.

■ Le facteur énergétique

L'asthénie est la première cause de prescription de DHEA aux États-Unis : si les dosages plasmatiques confirment le déficit en DHEA, alors les praticiens américains en prescrivent. En quelques semaines, les patients sont transformés, ce qui a été confirmé par le docteur Samuel Yen de l'université de San Diego. Ils éprouvent un regain d'énergie et signalent un bien-être psychique et physique. Leur sommeil est amélioré, et certains patients ont vu leurs douleurs rhumatismales diminuées, sans effets indésirables.

L'étude « Massachusetts Male Aging Study », portant sur la sexualité des hommes entre 40 et 70 ans, a montré aussi qu'il existait une corrélation entre les taux circulants de DHEA et l'impuissance. On connaît l'action bénéfique de la DHEA sur la sexualité. En effet, celle-ci est transformée en testostérone, qui est bien connue pour augmenter la libido chez les hommes et les femmes. Mais la sexualité procède d'une interaction subtile entre le physique et le psychique : la DHEA, favorisant le sentiment de bien-être et augmentant l'énergie, luttant contre la dépression, ne peut que jouer favorablement sur la libido.

■ Le stress

Les personnes prenant de la DHEA décrivent souvent une meilleure tolérance au stress. Les effets endocrinologiques et métaboliques du stress d'un entraînement militaire ont été étudiés chez des volontaires de l'US Army. Tous étaient des hommes jeunes et en bonne santé. Les résultats montrent une nette augmentation des concentrations plasmatiques de DHEA et de DHEA-S, ainsi que du cortisol (hormone du stress) au cours des épreuves. On assiste parallèlement à une diminution des taux circulants de testostérone et à des perturbations de la réponse immunitaire cellulaire. La DHEA jouerait ainsi le rôle d'une hormone contrebalançant les effets négatifs des glucocorticoïdes (cortisol).

■ La mémoire

La mémorisation est un phénomène complexe nécessitant concentration et intégrité des systèmes neuronaux. Elle implique la création de nouvelles synapses dans le cerveau, la synapse étant la structure existant entre deux neurones et permettant le passage de l'information entre eux. Une étude californienne a montré que la DHEA favorisait la croissance des neurones mis en culture cellulaire et leurs interconnexions. D'autre part, la DHEA injectée à des souris âgées leur permet d'augmenter significativement leurs capacités mnésiques, les rendant identiques à celles des souris jeunes qui constituaient la population témoin.

De nombreuses expériences ont actuellement lieu aux États-Unis (National Institute on Aging) afin de connaître l'impact de la DHEA sur la perte mnésique de la maladie d'Alzheimer.

■ Le cancer

La fréquence des cancers augmente avec l'âge. Le fait que notre système immunitaire soit moins performant en vieillissant est probablement une des explications à ce phénomène. C'est en 1974 que le docteur Schwartz a étudié les propriétés de la DHEA sur la maladie cancéreuse. D'après lui, la DHEA protégerait l'organisme contre de nombreuses substances cancérigènes et empêcherait le développement initial de cancers. Elle jouerait le rôle d'un agent inhibiteur de la genèse de cette maladie.

Les mécanismes d'apparition et de développement des cancers sont complexes. Le mode d'action de la DHEA n'est pas encore bien élucidé, mais certains auteurs pensent que celle-ci agirait en inhibant des enzymes telles que la glucose-6-phosphate-déshydrogénase (G6PD).

Une seconde piste est celle des radicaux libres. Ils sont la conséquence inévitable du métabolisme énergétique lié à l'oxygène. Ces radicaux libres vont attaquer et altérer les membranes cellulaires et le génome contenu dans le noyau cellulaire. L'altération du génome peut conduire à la survenue de mutations responsables d'une croissance cellulaire incontrôlée pouvant constituer le point de départ d'un cancer. Les vitamines C et E, le bêta-carotène, la mélatonine sont d'excellents antioxydants, mais ils n'interviennent que sur des radicaux libres déjà formés. En revanche, la DHEA a un rôle préventif en inhibant leur formation. Soulignons que la DHEA ne peut, en aucun cas, prétendre guérir les cancers, mais elle pourrait avoir un rôle dans leur prévention. Néanmoins, des patients cancéreux aux États-Unis, y compris à des stades avancés, disent bénéficier de l'action de la DHEA par une amélioration de leur forme physique et de leur qualité de vie.

L'action anticarcinogénique de la DHEA doit aussi être modulée. En effet si, à faible dose, elle exerce un effet protecteur chez le rat, il n'en est plus du tout question à forte dose, où elle peut provoquer des cancers hépatiques. Certains cas d'hépatites ont été rapportés chez l'homme.

■ Les maladies cardio-vasculaires et le diabète

D'après l'American Heart Association, la disparition des maladies cardio-vasculaires aurait pour conséquence une augmentation de l'espérance de vie d'environ dix ans. Cette information montre tout l'intérêt que nous avons à appliquer des mesures préventives afin d'éviter la survenue d'une affection cardio-vasculaire.

L'athérosclérose est caractérisée par des dépôts progressifs de lipides dans les artères. Ces dépôts commencent très jeune, vers l'âge de 20-25 ans. Plusieurs études ont montré que, chez les individus atteints de maladies cardio-vasculaires, les taux circulants de DHEA étaient plus faibles. Or la DHEA favorise la diminution des taux plasmatiques de LDL-cholestérol particulièrement athérogène.

Une des autres explications possibles est l'insulino-résistance. Dans le diabète de type II (diabète gras ou de la maturité), le taux de sucre circulant dans le sang est augmenté car la pénétration du glucose dans les cellules est diminuée. Cette pénétration est sous la dépendance de l'insuline. L'insuline est sécrétée en quantité suffisante par les îlots de Langherans du pancréas, mais malheureusement elle n'agit plus suffisamment au niveau des cellules. Cela favorise la survenue de spasmes artériels et l'obstruction des vaisseaux par des plaques d'athérome. Ce mécanisme d'action touche aussi les petits vaisseaux que l'on appelle des capillaires. Une étude a montré que les taux d'insuline et de DHEA étaient inversement corrélés : en vieillissant, nos taux plasmatiques d'insuline augmentent et ceux de DHEA diminuent. La régulation des taux d'insuline permet une augmentation de la DHEA circulante. Par ailleurs, des souris génétiquement prédisposées au diabète et à l'obésité, expérimentalement traitées par la DHEA, ne développent ni l'un ni l'autre. D'où l'intérêt de la DHEA dans la prévention du diabète.

Le cholestérol

Le cholestérol est une molécule indispensable à la vie. Elle est à l'origine de nombreuses substances cellulaires, et en particulier des hormones stéroïdes. Mais un excès de cholestérol peut aussi jouer un rôle dans l'athérogenèse. On distingue le bon cholestérol (HDL pour High Density Lipoprotein) et le mauvais cholestérol (LDL pour Light Density Lipoprotein). Le HDL-cholestérol transporte le cholestérol du sang et des vaisseaux vers le foie ou l'intestin, dans lesquels il est métabolisé. À l'inverse, le LDL-cholestérol favorise la création et le développement de la plaque athéromateuse en transportant le cholestérol dans les vaisseaux. L'American Heart Association recommande de maintenir le taux circulant de cholestérol total en dessous de 2 grammes par litre. La DHEA réduit les taux de cholestérol circulant, probablement en augmentant la capacité du foie à métaboliser les graisses.

Après la ménopause, le cholestérol des femmes a tendance à augmenter rapidement, elles rejoignent les hommes quant aux risques de maladies cardio-vasculaires. L'ingestion de DHEA a montré une chute d'environ 10 % du cholestérol circulant après trois mois de traitement. À chaque diminution de 1 % du cholestérol correspond une diminution de 2 % du risque de développer une maladie cardio-vasculaire.

Les radicaux libres n'ont pas seulement un rôle dans les maladies néoplasiques, mais aussi dans la genèse des maladies cardio-vasculaires. Ils peuvent endommager les protéines LDL liées au cholestérol : celles-ci sont détruites par des cellules spécialisées, à l'origine des cellules spumeuses lesquelles sont à l'origine de la plaque athéromateuse. La DHEA, en prévenant l'apparition des radicaux libres, va arrêter ce phénomène avant qu'il ne prenne de l'importance.

■ La thrombose

Les plaquettes sont de petits éléments cellulaires dépourvus de noyau et ayant un rôle clef dans la coagulation. Une trop forte réactivité des plaquettes peut conduire à des thromboses. En effet, lorsque l'on met du sang dans un tube à essai, on assiste à une agrégation des plaquettes. L'adjonction de DHEA permet de diminuer ce phénomène. La DHEA peut donc participer à la lutte contre les thromboses artérielles responsables d'accidents vasculaires cérébraux ou d'infarctus.

■ La surcharge pondérale

En vieillissant, notre métabolisme ralentit, alors que nos apports restent constants, voire augmentent. Cette situation provoque une accumulation de calories sous forme de graisses. Il existe de multiples régimes dont certains sont parfois efficaces au moins à court terme ; les résultats à long terme sont moins encourageants, car environ 90 % des gens ayant fait un régime retrouvent leur poids d'origine en un an. Différentes expérimentations sur des souris ou des chiens montrent que la DHEA favorise la perte pondérale, même sans régime particulier. L'association à la DHEA d'un régime hypocalorique permet, chez 90 % des chiens obèses, de doubler le pourcentage de poids perdu par mois (10 % contre 5 %). Tout se passe comme si la DHEA rendait l'organisme moins efficace pour la conservation énergétique et favorisait ainsi une certaine déperdition.

Une autre hypothèse consiste à penser que la DHEA inhibe la formation des acides gras qui constituent la forme de stockage des calories dans l'organisme. Enfin, la DHEA se comporte comme un réducteur de l'appétit.

Par ailleurs, de nombreux auteurs ont montré l'existence d'une diminution des taux de DHEA-S chez les obèses des deux sexes. On peut donc penser que la correction de cette carence favoriserait la perte pondérale.

■ La ménopause

La DHEA pourrait être un adjuvant intéressant à l'hormonothérapie substitutive. Plusieurs études aux États-Unis sont actuellement en cours afin de déterminer si elle pourrait remplacer l'hormonothérapie classique. Au Canada, des femmes ménopausées ont bénéficié d'un traitement à base de DHEA sous forme de crème à appliquer quotidiennement. On a pu observer une réduction des taux plasmatiques de glucose et d'insuline, une modification de l'indice de masse corporelle au profit de la masse maigre (muscle), une augmentation de la densité osseuse, une diminution modérée du cholestérol plasmatique et une amélioration de la trophicité vaginale. L'augmentation de la densité ment, cette amélioration portait sur des points différents selon les hommes (tests visuo-spatiaux) et les femmes (tests des mots).

Pourquoi alors prendre de la DHEA, des œstrogènes, de la testostérone, alors que nous pourrions plus simplement prendre leur précurseur : la pregnénolone ? Le déclin de la synthèse de DHEA est dû à la raréfaction de l'enzyme transformant la pregnénolone en DHEA. Si donc nous prenons une supplémentation en pregnénolone, nous n'obtiendrons pas d'augmentation de la synthèse de DHEA.

D'autre part, il est probable que la supplémentation en pregnénolone seule favorise la synthèse de corticostéroïdes, hormones du stress. La DHEA est connue pour atténuer les effets du stress. Il paraît donc tout à fait justifié d'associer de la DHEA à la pregnénolone si les deux déficits sont objectivés. Mais la surveillance sera attentive car l'enzyme de transformation de la pregnénolone en DHEA n'est pas toujours inactive : dans ce cas, la pregnénolone se transformera en DHEA, qui viendra se surajouter à la supplémentation en DHEA, d'où un risque de surdosage.

Le principe de la substitution hormonale globale

La substitution se définit par : « l'action de substituer, de remplacer une personne ou une chose par une autre ». Biologiquement, le principe de la substitution implique la correction d'une carence (insuffisance de sécrétion) par l'apport d'une molécule rigoureusement identique à celle qui est déficitaire. Ce principe d'une molécule identique à celle qui manque est fondamental. Il ne s'agit pas d'apporter au corps un produit étranger au métabolisme humain (drogues, médicaments...) mais seulement de réparer, de substituer, de corriger une insuffisance de synthèse. Cette carence pouvant être liée au vieillissement de la glande ou être secondaire à une maladie.

Le principe de la substitution hormonale, qu'elle soit globale ou partielle, veut que la première et incontournable étape de cette prise en charge soit le diagnostic clinique et biologique de la carence hormonale à traiter. Une fois le diagnostic établi et la carence évaluée, et seulement après cette étape, on peut envisager une correction ou substitution.

Cette démarche ne peut donc se concevoir que sous une surveillance médicale attentive comprenant un bilan médical général et adapté en fonction des antécédents de chacun.

Une prise en charge peut ensuite être proposée. Elle peut prendre différents aspects en fonction des besoins et des souhaits de chacun. Elle peut n'être qu'hormonale à base de DHEA ou beaucoup plus générale. Car il ne faut pas oublier que la DHEA n'est pas la seule hormone qui diminue avec l'âge et qui peut être substituée. La plus grande prudence doit d'ailleurs être observée lorsque l'on substitue plusieurs hormones car il existe très souvent des interactions entre elles pouvant parfois aboutir à des déséquilibres hormonaux préjudiciables. Cette prise en charge générale doit idéalement comporter une prise en charge nutritionnelle et physique, ainsi qu'une lutte sans merci contre l'ensemble des facteurs de risque et une recherche des maladies chroniques pouvant déboucher sur des pathologies invalidantes.

L'actualité de la DHEA

Le point sur la législation

■ Complément alimentaire ou médicament ?

Actuellement, la consommation de DHEA est le fait d'hommes et de femmes souhaitant prendre en charge leur vieillissement sur des bases individuelles. Il s'agit, et cela mérite d'être souligné, d'une démarche personnelle et volontaire, et non pas de la réponse à une offre d'un laboratoire pharmaceutique. Cette consommation croissante en France soulève de nombreuses questions. S'agit-il comme aux États-Unis, d'un complément alimentaire, qui devrait être en vente libre, ou d'un médicament devant passer sous les fourches caudines de la législation et ne pouvant être vendu qu'en pharmacie ? De très nombreuses personnes sont d'ailleurs étonnées de l'absence de diffusion pharmaceutique habituelle de la DHEA. Et cet étonnement croît au fur et à mesure de la description de ses effets bénéfiques.

Dans l'esprit du public, la notion de médicament reste attachée à la maladie : on est malade et on prend un médicament qui vous guérit. Inversement, tout ce qui concourt à la bonne santé et à son maintien n'est pas un médicament. La DHEA n'est évidemment pas aujourd'hui consommée par de nombreux Français pour traiter une maladie, mais pour retrouver une certaine énergie et bien vieillir.

Le médicament cependant répond à une définition précise donnée par le Code de la santé publique (article L. 5111-1) : « On entend par médicament toute substance ou composition présentée comme possédant des propriétés curatives ou préventives à l'égard des maladies humaines ou animales, ainsi que tout produit pouvant être administré à l'homme ou à l'animal en vue d'établir un diagnostic médical ou de restaurer, corriger ou modifier leurs fonctions organiques. » Cette définition est européenne et la loi française reprend la directive de la Communauté européenne 65/65/CEE du 26 janvier 1965.

La loi, comme on le voit, couvre très largement tout produit susceptible d'avoir une action sur l'organisme humain. À ce titre les vitamines et les oligo-éléments sont également des médicaments. La DHEA, en tant qu'hormone, entre largement dans cette définition. Elle n'a pas de vertu curative ou préventive directe ; en revanche, elle « restaure, corrige et modifie » la fonction endocrinienne. C'est en cela qu'elle entre dans la définition du médicament.

Autorisation de mise sur le marché (AMM) et statut de médicament sont deux notions différentes. Le statut de médicament attribué à un produit n'est pas lié à la détention d'une AMM délivrée par l'Agence française de sécurité sanitaire des produits de santé (AFSSAPS) mais à l'adéquation de ce produit à la définition de l'article 5111-1. L'autorisation de mise sur le marché des médicaments est un agrément de commercialisation attribué à un fabricant par l'AFSSAPS ou par l'Agence européenne pour l'évaluation du médicament (EMEA) pour une « spécialité pharmaceutique ». Une spécialité pharmaceutique est un médicament. Mais tous les médicaments ne sont pas des spécialités pharmaceutiques. La spécialité est un médicament caractérisé par le fait qu'il est « préparé à l'avance, présenté sous un conditionnement caractérisé par une dénomination spéciale » (article 5111-2 du Code de la santé publique). La « dénomination spéciale » de la spécialité est, soit la dénomination commune internationale (DCI) de la substance active, dénomination attribuée par l'Organisation mondiale de la santé (OMS), soit d'un nom dit « de fantaisie », après acceptation pour éviter les appellations trop proches, sources de confusion. Pour obtenir une

AMM il est nécessaire d'établir un dossier qui va rassembler dans un premier temps des études de toxicologie sur des modèles animaux ou biologiques afin de déterminer sa sécurité d'emploi à des doses déterminées, des études de pharmacodynamie afin de repérer les modifications apportées au processus pathologique dont on recherche à limiter la progression ou les effets et d'en mesurer les bénéfices et des études de pharmacocinétique qui révèlent le sort du médicament dans l'organisme. Dans un second temps interviendront des essais cliniques sur l'homme. Ces essais sont encadrés par la loi « Huriet » et une réglementation précise comportant l'avis d'un Comité consultatif de protection des personnes qui se prêtent à la recherche médicale (CCPPRB).

Mais tous les médicaments ne bénéficient pas d'une AMM. On retiendra en particulier les médicaments préparés dans les pharmacies hospitalières ou privées. Ce sont les « préparations magistrales », les « préparations officinales », les « préparations hospitalières ». Ces médicaments n'ont pas l'obligation d'obtenir une autorisation de mise sur le marché, bien qu'ils répondent à la définition du médicament, que leurs règles de fabrication doivent répondre à des critères précis et que leurs règles de dispensation sont celles des médicaments (sur ordonnance).

On voit donc clairement apparaître le statut de la DHEA : « médicament sans AMM ».

■ Une autorisation de mise sur le marché pour la DHEA ?

Comme nous venons de le voir, le dossier de demande d'une AMM est un dossier complexe, long et onéreux. Or la DHEA souffre déjà de deux maux rédhibitoires. D'une part, il s'agit d'une molécule naturelle non brevetable. Ce fait exclut pour des raisons économiques toute participation de l'industrie pharmaceutique : quelle société engagera des sommes considérables dans l'obtention d'une AMM, sans la possibilité de protéger son investissement par un brevet ? D'autre part, le faible coût de fabrication permet une grande concurrence et donc une faible rentabilité.

Mais la situation est en réalité encore plus complexe. On demande toujours une AMM pour une ou des indications correspondant à des maladies précises (angine, dépression, hypercholestérolémie...). Il est donc relativement simple d'apprécier l'effet d'une molécule par rapport à ses objectifs (efficace ou non), ainsi que ses effets indésirables. Le cas de la DHEA est évidemment tout autre. Imaginez la difficulté de l'évaluation de cette molécule sur le vieillissement, processus lui-même hautement complexe, et que l'on commence seulement à considérer. La tâche est évidemment impossible à réaliser aujourd'hui. Il est possible de déterminer certains axes thérapeutiques où la DHEA a clairement montré son intérêt (l'os, la peau…) et de démarrer des études spécifiques. Mais la DHEA ne va pas se contenter d'agir sur la maladie étudiée. Elle va interagir avec l'ensemble du métabolisme des hormones stéroïdes et cela de façon très différente en fonction des individus. Ses effets seront donc multiples et difficiles à évaluer.

Faut-il appliquer ces règles à un produit naturel dont la toxicité n'est pas liée à la molécule elle-même, mais à l'usage qui peut en être fait ? En effet la DHEA est un produit naturel, synthétisé dans notre organisme. Elle ne peut pas être directement toxique pour l'organisme. Toutes les études sur sa toxicité sont donc inutiles. La législation de l'AMM ne peut s'appliquer stricto sensu.

En revanche, la DHEA doit bénéficier des mêmes règles de sérieux pour sa fabrication que pour celle d'un médicament ordinaire. La confection du produit ainsi que son conditionnement doivent être irréprochables (traçabilité des diverses opérations réalisées, de l'achat des matières premières à la mise à disposition du produit).

La DHEA est donc aujourd'hui un médicament au sens réglementaire du terme sans autorisation de mise sur le marché. Il revient aux fournisseurs hexagonaux (pharmacies) et internationaux (sociétés de distribution) de fournir aux consommateurs un produit irréprochable. À la fois par sa qualité de fabrication et par sa présentation, mais aussi par ses prix. Une boîte de 90 gélules de 50 mg de DHEA d'excellente qualité ne doit pas coûter plus de 120 francs (19 euros) pour 3 mois dans notre contexte actuel, soit un prix de revient journalier d'environ 1,33 franc (0,20 euro). Des prix supérieurs — on voit des flacons à 600 voire 800 francs (91 à 137 euros) provenant des États-Unis — doivent faire douter de la compétence ou de l'honnêteté du vendeur. Car, rappelons-le, la DHEA est un produit, certes de haute technicité, mais bon marché ; ses prix vont d'ailleurs baisser dans les prochains mois ou années compte tenu de la progression de la consommation. Aux États-Unis, on trouve déjà de la DHEA d'excellente qualité à 70 ou 80 francs le flacon (entre 11 et 12 euros). Ces baisses de prix sont aussi liées à la guerre implacable que se livrent les fabricants. Cette guerre ne peut se livrer sur la qualité, car les fabricants ne proposant pas une DHEA irréprochable seront progressivement éliminés du marché. Le point négatif est qu'il n'est pas certain que nos pharmaciens pourront longtemps mener ce combat du plus juste prix. C'est regrettable, car, nous l'avons vu, les doses de supplémentation sont très personnelles. Il n'y a pas de standardisation possible dans un tel domaine. Certains bénéficieront de 35 mg de DHEA par jour et d'autres de 45 ou 65 mg. Seuls de gros distributeurs avec une gamme très large de dosages ou des pharmaciens préparant la dose adéquate peuvent alors répondre à une demande qui, par nature, ne peut être que très spécifique.

■ Internationalisation et Internet

L'internationalisation de la santé à laquelle on assiste progressivement fait qu'une molécule qui est encore d'accès difficile sur le marché français est disponible sur le marché international. Il suffit donc au consommateur averti souhaitant en bénéficier immédiatement de rechercher seul les produits dont il pense avoir besoin. C'est là qu'il court un danger.

Le principal instrument de cette internationalisation est l'Internet. On est très surpris quand on fait un tour d'horizon des différents sites répondant à une recherche sur le World Wide Web avec le mot clef « DHEA ». Plus de 1 000 réponses en quelques secondes. Et dans la grande majorité des cas, il s'agit de sites commerciaux vantant et vendant de la DHEA en ligne. Le nombre d'erreurs grossières, de contrevérités présentes sur ces sites est impressionnant et laisse planer un doute certain sur la qualité des produits proposés. Le mot clef est : vendre ! Tout et n'importe quoi. La DHEA en première ligne mais aussi la mélatonine ou la pregnénolone sont des produits d'appel destinés à également faire consommer des vitamines, des complexes en tous genres (anti-radicaux libres, anti-cholestérol...), voire des produits hautement exotiques. Le seul conseil que l'on puisse donner est de rester loin de ce type de sites purement commerciaux.

Il existe parallèlement quelques sites plus scientifiques et riches d'informations mais d'accès plus difficile. Et rien n'y est à vendre. Internet est caricatural de la situation de la DHEA : soit sérieux et inaccessible au grand public, soit facilement accessible, mais commercial au sens péjoratif du terme. Les sites sérieux existent, mais ils sont quasiment impossibles à identifier pour un internaute moyen.

Quelques questions

■ La DHEA est-elle sans danger ?

La DHEA prise oralement se transforme dans le corps, entre autres, en testostérone et en œstrogènes. Ces hormones sont puissantes et nécessitent une surveillance médicale. Si la surveillance médicale est attentive, alors les risques sont très faibles.

■ Pourquoi prendre de la DHEA ?

Certains cherchent le bien-être et l'énergie que peut procurer la DHEA. Ils veulent rapidement aller mieux. Ils sont souvent également très heureux d'échapper au milieu médical dans la mesure où la DHEA est d'accès facile, peu coûteuse et où certains médecins s'accordent pour reconnaître que, de 25 à 50 mg par jour, le risque est minimal. Si l'on peut comprendre le désir de certains de prendre de la DHEA compte tenu des bienfaits qu'ils peuvent en attendre, on ne peut certainement pas les encourager à débuter une telle thérapie avant un examen médical.

■ Qui peut prendre de la DHEA ?

Normalement toute personne, homme ou femme, chez qui une carence en DHEA a été objectivée et chez qui aucune contre-indication à une hormonothérapie n'a été décelée. L'âge est un facteur de probabilité de carence, mais non de certitude. Seul un dosage plasmatique permet d'affirmer ou d'infirmer la carence en DHEA. Mais ce dosage isolé est insuffisant pour le diagnostic précis de vos carences en hormones (on n'en a pas qu'une) et pour la surveillance de la supplémentation.

■ Qui ne devrait pas prendre de DHEA ?

Les personnes n'ayant pas de carence. Les femmes enceintes ou allaitantes et toute personne présentant des contre-indications à un traitement hormonal. Enfin, toutes les personnes suivant un traitement médicamenteux devraient impérativement prendre l'avis de leur médecin. Il s'agit là de recommandations élémentaires dictées par la prudence.

■ Quel est le dosage recommandé ?

Le dosage optimal varie selon chaque personne. L'âge, le sexe, le métabolisme, les traitements… influencent votre métabolisme de la DHEA. La prise en compte de ces paramètres et des résultats des dosages va permettre de définir la dose la plus adaptée. Dire que 25 ou 50 mg sont les doses adéquates en fonction de l'âge et du sexe ne tient pas compte des variations individuelles parfois considérables que l'on peut observer. Il n'y a pas « un » dosage à prendre, mais « votre » dosage, correspondant exactement à la dose nécessaire pour la correction de « votre » carence. Les doses peuvent aussi être amenées à varier dans le temps. La dose optimale à 50 ans ne sera plus adaptée à 55 ou 60 ans. Enfin, le seul dosage plasmatique de votre taux circulant de DHEA est totalement insuffisant à la prise en charge de votre carence. La réalité de la carence hormonale est bien plus complexe et nécessite d'autres investigations biologiques.

■ À quel âge peut-on prendre de la DHEA ?

Il n'y a pas d'âge idéal. Le seul critère objectif est la mise en évidence d'une carence. Celle-ci peut apparaître dès 40 ans, parfois même plus jeune. Une baisse d'énergie, une fatigue, un désintérêt... sont autant de signes pouvant amener à réaliser un dosage plasmatique de DHEA.

■ Peut-on prendre de la DHEA après 70 ou 80 ans ?

Si on applique le simple principe de la correction d'une carence hormonale, alors plus on avance en âge, plus la carence est importante et donc plus la correction est justifiée. Il n'y a pas d'âge limite à ce principe. En revanche, il conviendra de respecter une grande progressivité dans les doses et d'appliquer une surveillance sans failles.

■ À quel moment de la journée prendre de la DHEA ?

Il existe de multiples façons de prendre de la DHEA. Certains préfèrent trois prises quotidiennes égales, d'autres une seule prise le soir. La méthode la plus physiologique correspond en une prise unique le matin au milieu du repas, car l'absorption de la DHEA serait augmentée lors de la prise de nourriture.

■ La DHEA est-elle cancérigène ?

La DHEA ne provoque pas de cancer, pas plus que les œstrogènes ou la testostérone. En revanche, si un cancer existe et s'il est hormonodépendant (sein, utérus, prostate), alors son développement sera accéléré sous hormonothérapie. D'où l'importance de respecter parfaitement les précautions et les contre-indications des traitements hormonaux et de bénéficier d'un suivi médical rigoureux pendant la durée du traitement.

■ La DHEA est-elle compatible avec le traitement hormonal substitutif de la ménopause ?

Il n'y a pas de contre-indication formelle entre les deux thérapies. En revanche, les précautions d'emploi et les modalités de surveillance doivent être scrupuleusement respectées. La DHEA modifiant les taux plasmatiques d'œstrogènes, il sera probablement nécessaire de moduler le traitement œstroprogestatif en fonction des résultats des prélèvements sanguins.

■ Comment choisir une bonne DHEA ?

Il y a des différences significatives entre les qualités de DHEA disponibles sur le marché. Il convient d'éliminer immédiatement tous les produits présentés à tort comme étant des « précurseurs » de la DHEA. Ces produits ne peuvent en aucun cas influencer les taux circulants de DHEA dans l'organisme.

Des nombreux tests ont été effectués chez les marques les plus vendues. Les résultats sont étonnants. Certaines boîtes ne contiennent pas un gramme de DHEA. D'autres contiennent de la DHEA mélangée à des vitamines ou à des substances destinées à faciliter son absorption. Enfin, certains flacons de DHEA contiennent des dosages non conformes à la mention imprimée sur l'étiquette. La tâche est donc difficile pour le néophyte. Des études sur la qualité des DHEA vendues outre-Atlantique ont été publiées par plusieurs magazines. Ces études ont une demi-vie courte dans la mesure où la qualité des DHEA vendues peut évoluer très vite et habituellement, pour les marques les plus connues, vers une plus grande qualité.

Quant aux DHEA vendues par Internet, le meilleur y côtoie le pire et aucune garantie n'existe. N'importe qui peut, grâce à Internet, vendre de la DHEA, et certains ne se privent pas de vendre n'importe quoi. Les quelques sociétés sérieuses, vendant un produit de bonne qualité, refusent en général de les expédier sur la France compte tenu des problèmes de réglementation.

Des pharmacies françaises, voulant répondre à la demande pressante de leurs clients, commercialisent de la DHEA. Certaines d'entre elles vendent des flacons de DHEA achetés aux États-Unis ou par Internet. D'autres réalisent des préparations magistrales (sur prescription) à base de DHEA d'origine chinoise. Vous pouvez d'ailleurs exiger du pharmacien un certificat d'analyse garantissant la pureté de la DHEA qu'il met en vente.

■ La DHEA en crème est-elle efficace ?

La DHEA contenue dans les crèmes est en fait un produit végétal dérivé non métabolisé par l'organisme. Elle n'a donc aucun effet particulier dans le cadre de l'anti-âge. Il s'agit seulement d'un argument marketing, efficace certainement, mais sans réalité biologique.

■ Peut-on associer DHEA et pregnénolone ?

De nombreux vendeurs de suppléments hormonaux vantent l'intérêt de la pregnénolone en plus d'une supplémentation en DHEA. Leur argument est que les concentrations plasmatiques de DHEA chutent également avec l'âge et qu'il n'y a pas d'interaction entre pregnénolone et DHEA dans la mesure où l'enzyme intervenant dans la transformation de la pregnénolone en DHEA n'est plus fonctionnelle après un certain âge. En fait la plus grande prudence s'impose. J'ai pu observer des cas de poussée acnéique et d'hypertension chez des personnes prenant à la fois de la DHEA et de la pregnénolone. Ces effets indésirables ont totalement régressé à l'arrêt de la pregnénolone.

■ La DHEA est-elle un produit dopant ?

Le ministère de la Jeunesse et des Sports, dans un arrêté du 2 février 2000, a classé la DHEA dans les substances dopantes. On comprend mal qu'une substance louée par certains pour son innocuité puisse être inscrite par un ministère dans la liste très officielle des substances dopantes au même titre que la testostérone ou d'autres androgènes. On a cependant là la preuve, une fois de plus, que la DHEA n'est pas un produit d'activité biologique mineure. Comme toute substance biologiquement active, il convient de l'utiliser avec précaution. Toutes les substances biologiquement actives ont des indications et des contre-indications précises qu'il convient de respecter pour un maximum de sécurité.

■ Où en sont les Américains ?

Le très sérieux NIA (National Institute on Aging), qui est une des dix-huit branches du NIH (National Institute on Health) américain, préconise une supplémentation en DHEA pour ceux qui le souhaitent. À deux conditions : la carence doit être prouvée, et la correction doit se dérouler sous une surveillance médicale stricte.

■ Quelle est la position des médecins sur la DHEA ?

Le corps médical est très sollicité par de nombreux patients pour avoir des conseils, voire une prescription de DHEA. Les gynécologues, les dermatologues et ceux qui pratiquent la médecine esthétique sont certainement ceux qui sont en première ligne. Les gynécologues, car ils prescrivent déjà le traitement hormonal substitutif de la ménopause. Les dermatologues, du fait des effets positifs de la DHEA sur la peau. Et les médecins de médecine esthétique, voire les chirurgiens plasticiens, car ils sont au premier rang de la lutte contre les effets visibles du vieillissement. Mais, actuellement, tous les médecins sont sollicités. Le circuit habituel est le suivant. Un consommateur potentiel se rend chez son pharmacien et demande de la DHEA. Le pharmacien lui confirme qu'il vend effectivement de la DHEA, mais sur prescription médicale. La personne va donc voir son médecin et, dans certains cas, exige du praticien une ordonnance. Ceci parfois même sans dosage plasmatique de référence. Le consommateur peut ainsi acheter sa DHEA, mais paradoxalement sans réelle prise en charge ou garantie.

L'Ordre des médecins demande actuellement aux praticiens de « ne pas répondre favorablement à la demande d'un patient », car la DHEA

« est en cours d'évaluation scientifique » et « rien n'est encore défini concernant la posologie adéquate ». Il s'agit d'une prise de position prudente habituelle dans ce type de situation. Elle est également le reflet de l'ignorance du corps médical sur cette nouvelle molécule et ne peut satisfaire les consommateurs potentiels. On voit clairement apparaître un besoin nouveau et considérable de formation des professionnels de santé à une nouvelle médecine, différente de la médecine de soins que nous connaissons.

Conclusion

Bien vieillir : un objectif raisonnable ?

La DHEA est certainement une des molécules les plus passionnantes de notre début de siècle. Son implication dans les processus du vieillissement est majeure et pleine de promesses. En revanche, la complexité des mécanismes en jeu en fait une molécule à haut risque potentiel. Les précautions d'emploi et la liste des contre-indications montrent à ceux qui voudraient l'utiliser qu'il ne s'agit pas d'un « produit grand public », mais d'une substance biologiquement active. Cette liste met également en évidence l'importance de la prise en charge médicale et de la surveillance nécessaire à de telles thérapies.

L'énorme confusion qui règne autour de cette hormone tient à plusieurs phénomènes. D'une part, la complexité des données scientifiques actuellement disponibles la concernant et, d'autre part, sa situation paradoxale : active, sans dangers... et pourtant disponible aux États-Unis, par Internet... et dans les pharmacies sur prescription.

La supplémentation en DHEA est avant tout un acte individuel, mais aussi un acte de haute technicité médicale. Il n'entre pas dans le cadre du soin, mais de la prévention et du bien vieillir. Il peut être le premier pas vers une authentique prise en charge du vieillissement. Mais cette prise en charge ne peut se résumer à la simple prise de DHEA. Penser prendre en charge son vieillissement en ne prenant que de la DHEA et qui plus est à des doses parfois fantaisistes pour son propre organisme est tout sauf sérieux. Essayer de prendre en charge son vieillissement, c'est commencer par l'accepter. Accepter de vieillir et de se regarder tel qu'on est. C'est aussi ensuite accepter de suivre des programmes de prise en charge, qui ne peuvent être que personnalisés. Chaque personne est biologiquement différente. Son mode de vie est différent. Son mode de vieillissement est également différent. Il y a donc autant de prises en charge que d'individus à prendre en charge. Vouloir appliquer les mêmes règles, les mêmes conseils, les mêmes traitements à tous sans discernement est une erreur.

Le grand charme de la DHEA auprès de nombreux consommateurs actuels dans le monde et en France est qu'il ne s'agit pas dans leur esprit d'un médicament. Car médicament, pour eux, se conjugue avec maladie. La DHEA est pourtant un médicament au sens réglementaire (Code de santé publique). C'est un médicament qui ne rime pas avec maladie ou avec artificiel, mais qui n'en doit pas moins respecter des critères de prise et de surveillance rigoureux. C'est également un médicament sans AMM. Aux fournisseurs français (pharmaciens) et étrangers (sociétés de distribution) de fournir aux consommateurs un produit d'excellente qualité et à des prix raisonnables.

L'avènement de la DHEA ouvre une ère nouvelle à la médecine. Nous quittons la médecine de soins pour une médecine de l'âge, de la prévention du vieillissement, qui ne traite pas la maladie, mais est faite de diagnostic précoce, de dépistage, de prévention et de correction de carences (nutritionnelle, hormonale...) pour un vieillissement réussi. Cette prise en charge permettra de faire reculer l'apparition de certaines maladies et ainsi fera efficacement reculer la perte d'autonomie, crainte par tous. Cette nouvelle médecine ne pourra connaître un essor mérité qu'avec la formation de professionnels à ces nouvelles techniques de prise en charge du vieillissement.

Glossaire

ACTH, ou AdrenoCorticoTrophic Hormone, ou corticotrophine, ou hormone corticotrope : Cette hormone est sécrétée par l'hypophyse et va stimuler les glandes surrénales permettant la synthèse de cortisol (glucocorticoïde). Sa production est accrue en période de stress.

Âge biologique ou âge fonctionnel ou âge physiologique: Il s'agit de l'âge réel de l'organisme tenant compte non plus de la date de naissance de l'individu mais de ses capacités fonctionnelles.

Aldostérone: Hormone (minéralocorticoïde) qui régule les échanges en eau et en électrolytes au niveau rénal.

Anabolisme: C'est une phase du métabolisme caractérisée par une importante synthèse protéique permettant, par exemple, au muscle de s'hypertrophier.

Androgènes : Hormones tels la testostérone, la DHEA, le sulfate de DHEA, l'androsténédione qui vont être à l'origine des caractères sexuels masculins. Il est à noter que les femmes sécrètent également des androgènes mais en de bien plus faibles quantités.

Anticorps : Protéines produites par le système immunitaire en réponse à des substances étrangères au corps (antigènes).

Antigènes : Substances étrangères à notre corps qui vont déclencher une réaction du système immunitaire avec la production d'anticorps spécifiques des antigènes identifiés. Les virus, les bactéries mais aussi des substances protéiques plus simples peuvent être des antigènes.

Anti-oxydants : Molécules protégeant l'organisme contre les attaques des radicaux libres. Il existe plusieurs types d'anti-oxydants différents. Certains préviennent la création même des radicaux libres. D'autres vont les neutraliser dès leur formation. Enfin, certains vont aider l'organisme à réparer les dommages réalisés par les radicaux libres. Les vitamines C et E sont d'excellents anti-oxydants. Le sélénium et le co-enzyme Q 10 sont également intéressants.

Athéromatose : L'athéromatose ou artériosclérose constitue de loin la principale maladie vasculaire. Elle se caractérise par une atteinte de la partie interne des grosses et moyennes artères avec un épaississement de l'intima (partie interne de l'artère au contact du sang circulant) et ensuite par des dépôts lipidiques formant progressivement des plaques pouvant à terme constituer un obstacle à l'écoulement du sang. L'athéromatose peut par exemple toucher les artères à visée myocardique (coronaire) provoquant dans un premier temps une angine de poitrine et dans un second temps un infarctus du myocarde.

Auto-immun : Phénomène immunitaire où le corps prend pour cible une partie de lui-même. La polyarthrite rhumatoïde, le lupus érythémateux disséminé, la thyroïdite de Hashimoto sont autant d'exemple de maladies auto-immunes.

Catabolisme : Phase du métabolisme correspondant à une destruction avec, la plupart du temps, production d'énergie.

Corticostéroïdes : Il s'agit des stéroïdes produits par la glande corticosurrénale.

Cortisol : Glucocorticoïde synthétisé dans la corticosurrénale.

Demi-vie : La demi-vie biologique d'une substance correspond au temps nécessaire pour que 50 % de celle-ci soit métabolisé.

Diosgénine : Famille des dioscorées. Elle permet grâce à la méthode de l'hémisynthèse la production de stéroïdes (pregnénolone, DHEA, progestérone...). L'absorption directe de diosgénine ne permet pas d'augmenter les taux circulants de DHEA dans la mesure où le corps ne possède pas les enzymes nécessaires à sa conversion.

Endocrine : Glande sécrétant des hormones ou des messagers chimiques dans le courant sanguin. Les corticosurrénales, l'hypophyse, les testicules, les ovaires, la thyroïde... sont des glandes endocrines.

Épidémiologie : Science étudiant la fréquence des maladies et leurs distributions dans un groupe de population.

Épiphyse ou glande pinéale : Petite glande à l'arrière du cerveau, qui est le siège de la synthèse de la mélatonine.

Espérance de vie : Le temps moyen qu'il reste à vivre pour une population de sujets qui ont la même date de naissance. *L'espérance de vie active* a la même définition mais en y ajoutant que la vie restante doit être libre d'incapacités importantes.

Gériatrie : Du grec *geron*, vieillard, et *iatros*, guérisseur. La gériatrie clinique est une spécialité médicale visant au diagnostic, au traitement et à la prévention des maladies des personnes âgées.

Gérontologie : Du grec *geron*, vieillard, et *logos*, discours. La gérontologie étudie la sénescence normale et pathologique sous tous ses différents aspects : médical, psychologique, social.

Glucocorticoïdes : Il s'agit d'hormones qui vont interagir avec le métabolisme des sucres et augmenter la concentration de glucose dans le sang. Le cortisol est un glucocorticoïde.

Gonades : Glandes à visées sexuelles. Les testicules et les ovaires sont des gonades.

Hormone : Messager chimique qui va réguler l'activité d'un ou plusieurs organes.

Hormone de croissance ou hGH (human Growth Hormone) : C'est une hormone très puissante, qui va avoir un impact sur la croissance du squelette mais également de l'ensemble des tissus grâce à de nombreuses modifications métaboliques (anabolisme protéique, hyperglycémie, dégradation et utilisation des graisses).

Hypophyse : L'hypophyse est une glande très importante, qui sécrète de nombreuses hormones. Elle se trouve à la partie inférieure du cerveau, juste sous l'hypothalamus. Elle exerce un contrôle sur de nombreuses autres glandes, ce qui lui a valu le nom de « chef d'orchestre endocrinien ». Elle va sécréter la thyréostimuline (TSH), la corticostimuline (ACTH ou corticotrophine), la FSH (Follicle Stimulating Hormone), la LH (Luteinizing Hormone), la prolactine, l'hormone de croissance ou hormone somatotrope (STH) et l'hormone mélanotrope (MSH).

Hypothalamus : Petite glande localisée à la base du cerveau en relation directe avec l'hypophyse. L'hypothalamus sécrète de la vasopressine, de l'ocytocine mais aussi des stimulines ou des inhibitines hypophysaires (stimulant ou inhibant les hormones hypophysaires).

Immunosénescence : Diminution de la compétence immunitaire du corps liée au vieillissement.

Interleukine : Substances produites par le système immunitaire en réponse à une agression antigénique.

Longévité : Durée de vie d'un individu ou d'un organisme dans un milieu ou dans des circonstances particulières. On distingue la *longévité moyenne*, moyenne des longévités individuelles dans un groupe de personnes nées à la même date, de la *longévité maximale*, durée de vie du membre le plus vieux d'une espèce.

Lymphocyte : C'est une petite cellule, que l'on retrouve dans le sang, dans la lymphe et dans les organes lymphoïdes (ganglions, rate). Elle appartient au système immunitaire et s'active en cas de contact avec des antigènes.

Masse grasse : Elle est constituée de l'ensemble des tissus gras de l'organisme. La masse grasse est composée des adipocytes ou cellules graisseuses. La quantité de masse grasse chez l'homme va augmenter progressivement jusqu'à la mort.

Masse maigre : La masse maigre est égale à la masse corporelle totale diminuée de la masse grasse. Elle est composée du secteur extracellulaire et du secteur intracellulaire excluant la graisse du tissu adipeux. Elle comporte donc la masse musculaire et également la masse osseuse.

Métabolisme : Ensemble des processus de transformation biochimique qui se produisent dans les tissus des organismes vivants. Anabolisme (construction) et catabolisme (destruction) constituent les deux aspects fondamentaux et complémentaires du métabolisme.

Mitochondrie : Composant cellulaire où a lieu la presque totalité de la production de l'énergie de la cellule sous forme d'ATP (acide adénosine-triphosphorique). L'ATP est le vecteur intracellulaire de l'énergie. Il est indispensable à toutes les réactions biochimiques exigeant de l'énergie.

Molécule : Groupe d'atomes reliés par des ponts chimiques. Il s'agit aussi de la plus petite substance maintenant ses propres caractéristiques.

Neurotransmetteur : Substance permettant de faire transiter l'information d'une cellule nerveuse (neurone) à une autre. L'acétylcholine, la dopamine, la sérotonine sont des neurotransmetteurs.

Ostéoporose : L'ostéoporose se caractérise par une perte du tissu osseux. Celle-ci est le résultat d'un déséquilibre entre les processus de formation et de résorption osseuse. Le risque en est la survenue de fractures spontanées ou au moindre traumatisme.

Œstrogènes (ou estrogènes) : Hormones (estrone ou E1, estradiol ou E2 et estriol ou E3) à l'origine des caractéristiques féminines dans l'espèce humaine. Elles sont produites principalement par les ovaires ou éventuellement dans le placenta à partir des androgènes, eux-mêmes issus de la transformation du cholestérol.

Quatrième âge : Le quatrième âge est défini par l'apparition du handicap. Il s'agit donc d'une notion fonctionnelle et non plus administrative (voir troisième âge).

Radicaux libres : Il s'agit d'une molécule portant un ou plusieurs électrons « célibataires » sur son orbital externe. La tendance naturelle de ce type d'électron est de chercher à interagir avec des électrons de molécules ou d'atomes voisins, pour reformer des lésions chimiques stables. Ces radicaux libres ont une très grande instabilité et une extrême réactivité. Dans le corps humain, il existe une production de radicaux libres dérivés de l'oxygène moléculaire. La production de ces radicaux libres se trouve augmentée avec les années. Parallèlement, on assiste à une réduction de la qualité des systèmes anti-radicalaires de l'organisme. Les dégâts moléculaires et cellulaires secondaires aux radicaux libres sont à l'origine d'une des théories en vogue du vieillissement.

Sénescence : Du latin *senex*, vieil homme. État de celui qui est vieux. Ce terme désigne le vieillissement normal d'un individu.

Tissu conjonctif : Le tissu conjonctif est constitué par une substance fondamentale composée principalement de mucopolysaccharides et d'acide hyaluronique, de cellules (fibroblastes, macrophages, etc.) et de formations fibrillaires (collagène, élastine, réticuline). Il a un rôle de structure et est le lieu de nombreux métabolismes.

Troisième âge: L'appartenance au troisième âge est déterminée artificiellement, la plupart du temps entre 60 et 65 ans, par le renoncement à une activité professionnelle.

Une bibliographie de 122 références est disponible à l'Institut européen du vieillissement, 7, rue de l'Yvette, 75016 Paris, sur simple demande.

Table

Qu'est-ce que la DHEA ?

Les effets de la DHEA

L'actualité de la DHEA

Conclusion

DU MÊME AUTEUR

L'avenir heureux
Aidez vos parents à mieux vieillir
Éditions Solar (épuisé)

La gérontologie
Collection « Que sais-je ? » n° 2696
Presses universitaires de France

Guide encyclopédique de la forme et du bien-être
Éditions du Seuil

Les techniques de lutte contre le vieillissement
Collection « Que sais-je ? » n° 3463
Presses universitaires de France

Cet ouvrage composé
par Nord Compo
a été achevé d'imprimer sur Roto-Page
par l'Imprimerie Floch à Mayenne,
pour les Éditions Albin Michel
en août 2001.

N° d'édition : 19849.
N° d'impression : 52033.
Dépôt légal : septembre 2001.
Imprimé en France.